GUIDE

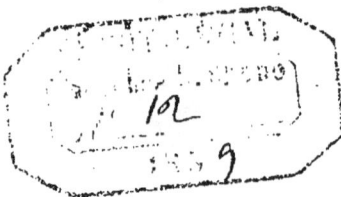

AUX

EAUX DE GRÉOULX

(BASSES-ALPES)

PAR

Le Docteur J.-B. JAUBERT,

Médecin-Inspecteur du Gouvernement, Membre de plusieurs
Sociétés savantes.

MARSEILLE.

TYP. ET LITH. BARLATIER-FEISSAT ET DEMONCHY,

PLACE ROYALE, 7 A.

1859.

GUIDE

AUX

EAUX DE GRÉOULX.

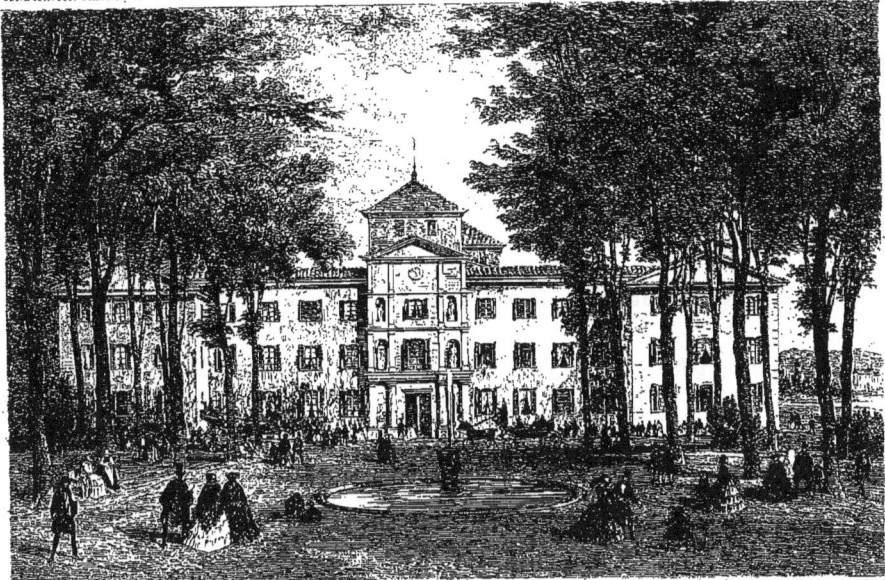

Publié par Victor Masson.   N. Rémond, Imp. r. Vieille Estrapade, 15. Paris.   Dessiné et Gravé par E. Wormser.

GRÉOULX (BASSES ALPES)

GUIDE

AUX

EAUX DE GRÉOULX

(BASSES-ALPES)

PAR

Le Docteur J.-B. JAUBERT,

Médecin-Inspecteur du Gouvernement, Membre de plusieurs
Sociétés savantes.

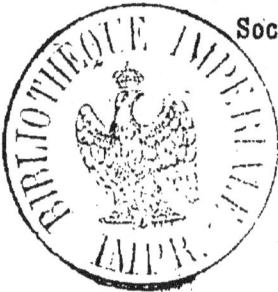

MARSEILLE,

TYP. ET LITH. BARLATIER-FEISSAT ET DEMONCHY,

PLACE ROYALE, 7 A.

1858.

AVANT-PROPOS.

L'intérêt qui s'attache aujourd'hui à toutes les questions d'une utilité réellement pratique, ne pouvait
manquer d'attirer l'attention générale vers la question
des *Eaux* qui touche d'une manière si directe à la santé
publique et au bien-être des populations. Les nombreux
avantages que la science et l'industrie tirent journellement de l'exploitation des sources, faisaient un devoir
à l'autorité, non-seulement d'en propager l'usage, mais
encore, de prendre sous sa protection immédiate des
Établissements qui font la richesse des localités qui les
possèdent.... La loi vient de répondre au vœu du pays:
les établissements thermaux, considérés comme d'*utilité
publique* seront sous la protection du Gouvernement
qui leur imposera quelques obligations en échange de
certaines prérogatives; un règlement administratif

général, applicable à toutes les sources dont l'exploitation aura été autorisée, est en ce moment à l'étude ; c'était le complément obligé d'une loi qui veut sauvegarder, à la fois, l'intérêt du public et celui des propriétaires. Ce règlement, destiné à aplanir bien des difficultés, est attendu dans quelques localités avec une impatience qui donne la mesure de son opportunité.

La France, sous le rapport des eaux minérales, est assez riche pour n'avoir rien à envier aux autres pays ; c'est une vérité depuis longtemps proclamée, et cependant, chaque année voit augmenter le nombre de ceux qui vont chercher loin du sol natal une santé ou des plaisirs qu'ils ont à leur porte. Ce tribut volontaire, payé à l'étranger, ne trouve pas même son excuse dans ce besoin de locomotion ou dans ce goût toujours plus prononcé pour les voyages lointains.... La France, par ses eaux, ses sites et ses climats variés, pourrait longtemps fournir des aliments à la curiosité la plus insatiable, si cette curiosité avait un but ; mais le plus souvent, c'est la mode qui donne son impulsion, et la raison a appris à se taire devant ses décrets.

Il y a cependant, là, une question de haut intérêt social, je dirai même, une question de nationalité sur laquelle on ne saurait trop attirer l'attention. Ce n'est pas seulement au cœur et à l'intelligence que l'on doit s'adresser, il faut encore parler aux yeux pour réhabiliter ce qu'ils ont perdu l'habitude de voir. Mais tous les efforts individuels seront impuissants à lutter contre la direction du torrent, tant que l'initiative ne partira pas d'en haut : les voies ferrées jouent ici un rôle dont l'importance, mieux appréciée, pourra tourner à notre profit, le jour où les administrations des chemins de fer, comme nous, intéressées à la question, voudront bien nous prêter leur concours.

Les Eaux de Gréoulx, comme tant d'autres, ont eu à souffrir de cette tendance de l'époque, contre laquelle nous allons lutter, dans la faible limite de nos moyens, en faisant connaître ce qu'elles valent, en indiquant leur situation, et en montrant, enfin, que l'initiative prise par le Gouvernement, a déjà trouvé, dans l'intelligence et les sacrifices des nouveaux propriétaires, le puissant concours qu'elle était en droit d'attendre. ... Espérons que tous nos efforts, réunis, rendront un jour à notre pays ce que son incurie lui faisait perdre.

HISTOIRE

DES

EAUX DE GRÉOULX.

Tous les peuples de l'antiquité dont l'histoire nous est un peu connue, professaient une telle admiration pour les Eaux naturellement chaudes, qu'ils les considéraient comme un don de la Divinité, auquel étaient attachées des propriétés merveilleuses ; aussi les entouraient-ils d'un respect religieux qui était, à la fois l'expression de la reconnaissance et d'une confiance absolue en leurs vertus. L'histoire des Eaux de Gréoulx, comme celle de la plupart des stations thermales, doit donc remonter à la plus haute antiquité, sans qu'il soit possible d'assigner une date à leur découverte. Pour peu que l'on fût, cependant, porté à conclure d'après des probabilités, il paraîtrait incontestable qu'avec l'importance ou le volume de la source, et un voisinage comme celui de Riez (*Reiorum-Civitas*), nos bains furent fréquentés, longtemps avant l'époque de la domination romaine, par les populations gauloises dont cette ville était, dans le Midi, le centre le plus ancien et le plus considérable. Cette opinion, très-acceptable d'ailleurs depuis que les découvertes archéologiques nous ont dévoilé le culte et les soins dont les Gaulois, nos pères, entouraient leurs sources, serait confirmée, et au-delà, par l'opinion de quelques auteurs qui ont voulu que ces Eaux aient été renommées du temps des Celtes, puisque, suivant eux, l'étymologie de Gréoulx (*Gresilium*) viendrait du celtique *Grezum*, qui signifie *douleur* ou *maladie*, et de *lin*, qui signifie *eau* ; *Eau pour les maladies* (1).

Quoi qu'il en soit de leur origine, c'est aux Romains que nous ferons remonter l'histoire des Bains de Gréoulx. Cette période, dont le pays conserve tant de souvenirs, ne nous est révélée que par quelques restes de constructions sans intérêt, par des vases et des médailles, par des débris de toute sorte dont le sous-sol de la vallée est encore rempli, et, avant tout, par deux inscriptions qui seules attestent l'importance de ces Eaux, à cette époque reculée : l'une, parfaitement conservée, figure dans le parc de l'Établissement; c'est une pierre votive, dont nous donnons ci-contre le *fac simile* , dédiée par *Eilia* (ou Annia) *Faustina, épouse de Titus Vitrassius Pollion, consul pour la seconde fois , préfet impérial, pontife de la province d'Asie, aux nymphes de Gréoulx* (2). Cette inscription , dont on ne posseda

(1) Papon. *Hist. de Prov.*, t. 1, p. 86.

(2) Annia Faustina était déjà connue dans l'histoire, mais d'une manière imparfaite. Notre inscription complète et rectifie les notions que nous avions à son égard. Le médecin Galien est le plus ancien auteur qui l'ait mentionnée. Il la cite, par occasion , sous le nom d'Annia Faustina, comme une parente de Marc-Aurèle Dans son traité des pronostics, ce médecin rapporte qu'il fut appelé à Rome pour traiter le jeune Commode, fils de l'empereur Marc-Aurèle. Il le trouva grièvement malade d'un mal de gorge qu'il reconnut à la seule inspection du pouls. Annia Faustina, qui soignait son jeune neveu, fut présente à la visite du médecin de Pergame. Elle fut d'abord fâchée de voir qu'il avait proscrit les petits remèdes extérieurs qu'elle avait indiqués, et qu'au lieu de le tenir à la diète sévère comme les jours précédents, il avait ordonné à l'enfant de se lever, d'aller au bain et de bien dîner, assurant qu'il n'aurait plus rien à l'avenir. Faustine, s'adressant aux médecins qui l'avaient accompagnée et particulièrement à un nommé Méthodius, fit le plus

E LLEAVSTIN

TVITRASIPOLL

ONIS O SII PRAE

IIII MPFONTIE

SASIAE

EVXOR

NYMPHIS

GRISELICIS

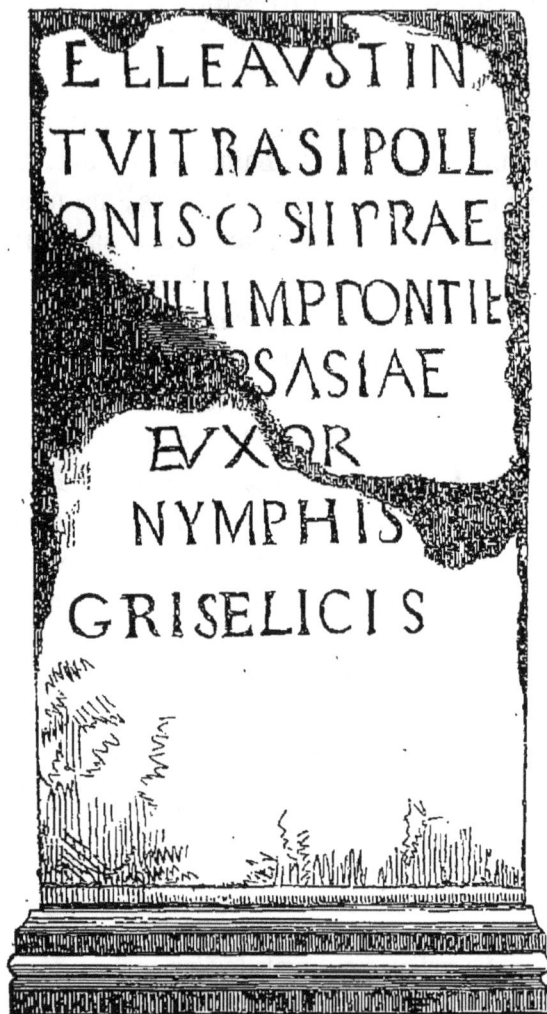

PIERRE VOTIVE.

longtemps qu'une partie, avait donné lieu à diverses interprétations qui furent, plus tard, rectifiées par la découverte de l'autre moitié de la pierre, retrouvée dans les murs d'une vieille construction. Quant à l'autre inscription trouvée également au milieu d'anciennes maçonneries, nous ne la connaissons que par ce que nous en dit Jean de Combes, dans son

grand éloge de Galien, en disant qu'il était non-seulement *méthodiste* en paroles, mais en effets. Galien, confus des éloges de Faustine, l'accompagna jusqu'à sa voiture en lui disant que tous ses éloges ne serviraient probablement qu'à exciter la haine et la jalousie de tous les médecins de Rome...

Nous savons encore que le nom d'Annius était le nom générique de la famille de Marc-Aurèle ; on la faisait remonter à Numa. Deux Annius-Verus, l'un bisaïeul et l'autre aïeul de Marc-Aurèle, vinrent, au rapport de Dion, s'établir d'Espagne à Rome, où ils furent admis au nombre des sénateurs ; le premier devint préteur, et le second préfet de Rome, sous Vespasien. Un troisième Annius-Verus, père de Marc-Aurèle, eut pour frère Annius Libo qui fut consul, et qui, selon Tillemont, doit être le père d'Annia Faustina, qu'il faut toujours distinguer de Galeria Faustina, femme d'Antonin Pie, et de leur fille, Annia Faustina, qui épousa Marc-Aurèle lui-même. L'Annia-Faustina qui nous occupe était une cousine de Marc-Aurèle, ce qui est confirmé par le témoignage de Lampride, qui rapporte, dans la vie de Commode, que ce prince fit égorger, en Achaïe, Annia Faustina, *consobrinam patris sui*. Un fait, rapporté par cet historien, augmente, s'il est possible, la barbarie de cette action ; Commode avait eu avec la cousine de son père des relations plus intimes que celles de simple parenté.

Un autre passage, du même Lampride, nous paraît désigner une fille de cette Annia Faustina, également égorgée par son indigne petit cousin Commode, quelque temps après sa mère, sous le prétexte qu'elle avait trempé dans la conspiration de Pompeien. Ce passage nous fait encore connaître qu'Annia Faustina avait épousé un Vitrasius, qui ne peut être que le Titus Vitrasius Pollion dont parle notre inscription. On lit dans cet historien : *Interfecta et Vitrasia Faustina, et Velleius Rufus, et Ignatius capito consulare* .. Ce prénom de *Vitrasia*, donné à Faustina, ne peut, d'après l'usage des Romains, désigner que la fille et non l'épouse d'un Vitrasius.

Traité des Eaux de Gréaux (1). Il est inutile de dire que la chute de Rome entraîna la ruine de nos bains, et que les siècles de barbarie qui passèrent alors sur le monde, dûrent effacer jusqu'à la trace de leur existence...... Ce ne fut que vers le XII⁰ siècle que les Templiers, alors possesseurs de vastes do-

---

C'est ainsi que la fille de Cicéron s'appelait *Tullia*, celle d'Octave, *Octavia*, celle de Porcius Cato, *Porcia*, etc. Les femmes n'ont pris le prénom de leurs époux que dans le Moyen-Age, après l'irruption des Barbares, ainsi qu'il nous serait facile de le prouver.

« Selon les Fastes Consulaires, Titus Vitrasius Pollion fut consul, pour la seconde fois, en 176 de J.-C. Son premier consulat n'est mentionné nulle part; seulement, en 166, il est parlé d'un L. Fufidius Pollion, qui n'est pas autrement connu. Il est possible qu'il y ait eu une erreur de prénom et que ce soit le même personnage. Enfin, quelques inscriptions qui portent les noms de *Vitrasius*, d'*Annius* et de *Faustinianus*, peuvent être rapportées à des descendants de Vitrasius et d'Annia Faustina. »

« Mais je dois ajouter ici, pour compléter l'historique de notre Faustine, que Riez ayant été une Colonie Romaine, et cette ville n'étant qu'à deux lieues de Gréoulx, il est vraisemblable que les grands personnages de Rome fréquentèrent des bains qui étaient devenus célèbres par le voisinage de la colonie d'Auguste, colonie qui a été d'une splendeur vraiment impériale, s'il faut en juger par les restes des beaux monuments que Riez possède encore. Il est, de plus, possible que Titus Vitrasius Pollion, qui a été, à ce qu'on dit, lieutenant d'un empereur, à Lyon, ait aussi séjourné à Riez, ce qui nous expliquerait comment Faustine a pu aller à Gréoulx. Au reste, puisque cette même Faustine a été assassinée en Achaïe, il faut bien qu'elle ait eu l'amour des voyages, et alors elle aura bien pu venir, de Rome, chercher la santé à des bains qui, depuis longtemps, devaient être très-renommés. »

(Robert.— *Hist. Méd. et Chim des Eaux de Gréoulx*, p. 9.)

(1) En l'année 1620, feu maistre Carlet nous fit voir une pierre rompue sur le mitan, à laquelle ces paroles estaient gravées et marquées de la sorte :

        Balnea, vi.....

           Corpora san.....

Ce qui me fit d'abord croire que ces fragments estoient le com-

maïnes, retrouvèrent la source et songèrent, dit-on, à l'utiliser pour leurs propres besoins. Il nous reste, de cette époque, quelques constructions en assez bon état, et entr'autres une petite porte ogivale servant d'entrée à la *salle des anciens bains* convertie aujourd'hui en bassin de distribution des Eaux. Mais les Templiers, à leur tour, durent abandonner le pays, qui, en proie aux désordres et aux guerres civiles, soit par incurie, soit par vengeance, laissa tomber dans un complet oubli la source et l'Établissement.

Réédifiés vers le commencement du xvᵉ siècle, à peu près vers la même époque que ceux de Digne, les Bains de Gréoulx commencèrent à être employés dans le traitement des maladies chroniques. A l'Établissement thermal fut annexé, dès le début, un corps de logis destiné à recevoir les malades; c'était une simple ferme qui, par des accroissements successifs, est devenue, aujourd'hui, un immense hôtel où toutes les classes de la société peuvent se donner rendez-vous avec cette certitude d'y rencontrer les conditions les mieux appropriées aux besoins d'une maison de ce genre.... Sur de nombreux succès s'établit la réputation des Eaux, et cette réputation, qui repose sur une expérience de plusieurs siècles, est trop bien établie pour songer à la discuter ou à l'appuyer sur de nouveaux faits : la description de la source, de son volume, de sa nature, de ses propriétés, suffisent pour donner une idée de sa valeur thérapeutique.

A ceux qui s'étonnent de ce que, en plein xixᵉ siècle, Gréoulx, avec de pareils éléments de succès, n'occupe pas le rang que semblait lui avoir accordé la nature, nous dirons que ce n'est

mencement de deux vers que les anciens avaient accoustumé de mettre sur le frontispice des bains qui estoient en grande réputation, comme estoient ceux de Gréoulx, qui sont tels :

> Balnea, vina, Venus, corrumpunt corpora sana,
> Corpora sana dabunt, Balnea, vina, Venus.

ni dans la valeur de ses eaux, ni dans les conditions qui les
entourent qu'il faut en chercher la cause..... La fortune a ses
mystères, difficiles parfois à sonder ; et peut-être en est-il des
Eaux comme des hommes, chez qui la renommée et la gloire ne
sont pas toujours en rapport avec le mérite personnel.

Topographie.

Gréoulx, petit village des Basses-Alpes, limitrophe du Var,
s'élève sur le penchant d'un coteau abrité contre les vents du
Nord-Ouest, non-seulement par sa situation, mais encore par
une longue chaîne de collines assez élevées qui courent, sur
ce point, de l'Est à l'Ouest. Sa position, au centre de la Provence, sur le versant le plus méridional des Alpes, à 43° 48ᵐ
de latitude et 3° 33ᵐ de longitude Est, donne à Gréoulx un climat tempéré que sa topographie particulière rend plus doux
encore en le mettant à l'abri de ces brusques variations atmosphériques qui désolent notre littoral et tous les points décou-
verts... Son ciel chanté par les poëtes, lui déverse à longs
flots ces rayons de lumière et de chaleur qui valurent à la
Provence son ancien surnom de *Nouvelle Italie*. A ses pieds
coule le Verdon aux eaux limpides et fécondantes, un des plus
forts et des plus redoutables affluents de la Durance. Entouré
d'un paysage riant et d'un sol des mieux accidentés, l'œil s'y
repose sur de vastes montagnes boisées jusqu'au sommet, sur
de belles vallées où la végétation se ressent de la richesse du
sol et de la douceur du climat.

Situé à 350 mètres au-dessus du niveau de la mer, et dans
une petite vallée à quelques pas des bords du Verdon, l'Établissement thermal, qu'entourent de verts ombrages et qu'alimente
l'eau toujours vive et fraîche de la *Fontaine de Paradis*, jouit
en été de cette douce fraîcheur que lui apportent les vents de

la rivière pendant les heures les plus chaudes de la journée. Ces heureuses conditions topographiques donnent à Gréoulx un climat qui fait l'admiration des étrangers et permet aux malades un séjour plus prolongé que partout ailleurs. C'est là, par le fait, une de ces précieuses stations trop peu vantées et si bien appropriées au traitement des affections chroniques des voies respiratoires qui fuyent les températures extrêmes, au rhumatisme et à tout le cortége des affections nerveuses qu'influencent, d'une manière toujours fâcheuse, les brusques variations atmosphériques si communes sur tout le littoral de la Méditerranée.

Géologie.

La petite vallée où sont situés les Bains de Gréoulx est creusée dans des *marnes bleues* et dans des *calcaires jaunâtres* alternant ensemble et appartenant à l'étage moyen du terrain *néocomien ;* ces couches occupent une position à peu près horizontale et contiennent, sur divers points, des débris organiques fossiles très-caractéristiques de cet étage géologique. Ces débris, en général assez mal conservés, appartiennent aux genres *Ostrea, Terebratula, Ammonites, Toxaster, Rhynchonella*, etc., dont je possède de nombreux exemplaires joints à quelques ossements encore indéterminés.

La source thermale sort immédiatement du *calcaire néocomien* par une fissure dont la direction est à peu près N. — 25° — E... Mais, afin de l'isoler du dépôt d'alluvion qui forme en cet endroit la superficie du sol, un puits en maçonnerie, de construction ancienne, la saisit à son point d'émergence et l'élève jusqu'au niveau du sol d'où elle se distribue dans les canaux de l'Etablissement thermal.

Au nord de Gréoulx le terrain Néocomien (1) disparaît sous le terrain tertiaire qui recouvre, en couches plus ou moins horizontales, tous les sommets voisins. L'aspect général du pays est assez curieux : il est constitué par un ensemble de collines boisées, séparées entr'elles par de petites vallées ou des ravins quelquefois très-profonds. Du haut d'un de ces coteaux et aussi loin que la vue peut s'étendre on aperçoit tous les sommets à égale hauteur, ce qui semble indiquer, sur ce point, l'existence d'une ancienne plaine aujourd'hui ravinée par les eaux pluviales et les principaux cours d'eau qui la traversent. Il est facile de reconnaître, dans la stratification des couches, des dépôts alluviens dont l'épaisseur est, sur certains points, de plus de 300 mètres. Ces dépôts sont formés de terrains secondaires et tertiaires : ce sont des poudingues, des marnes argileuses et des grès à ciment calcaire.... Les noyaux roulés qui constituent les poudingues sont en général calcaires et paraissent appartenir, en partie, aux *terrains d'eau douce* de la Provence ; on y rencontre aussi des grès de diverses espèces, quelques silex, des quartz compactes, réunis entr'eux par un ciment argilo-sablonneux de consistance variable.

Quand on examine cette formation depuis le fond des ravins, jusqu'au niveau des sommets, on ne constate aucun ordre régulier dans la succession des couches dont les éléments sont disséminés à peu près à toutes les hauteurs. Ses limites naturelles sont, à l'ouest, le grès vert et le terrain tertiaire moyen sur lequel elle s'appuie, sur toute la rive droite de la Durance, depuis Volonne jusqu'à St-Paul..... au nord et à l'est, la ligne sinueuse et irrégulière des montagnes secondaires qui de Thoard descendent vers Digne, Mezel et Moustiers, contournant au sud les collines néocomiennes qui bordent la rive gau-

(1) La plupart des couches de ce *calcaire néocomien* fournissent une pierre à chaux hydraulique d'excellente qualité, dont on a fait usage dans toutes les constructions de l'établissement thermal.

che du Verdon, jusqu'à son embouchure et même plus bas. Elle est sensiblement inclinée vers le sud et paraît avoir subi un soulèvement qui aurait été le point de départ de l'action ravinante des eaux sur toute l'étendue de sa surface, où se promènent aujourd'hui entr'autres cours d'eau, la Durance, Asse, Bléonne et Verdon....

L'opinion qui attribue la formation de la *Crau* aux alluvions de la Durance repoussées et nivelées par les flots de la mer, est la seule admissible, la seule qui puisse nous expliquer, dans des conditions analogues et antérieures, la formation de notre *crau montagneuse*, ravinée à la suite des soulèvements.

Parmi les plus singuliers accidents de terrains auxquels l'action des eaux ait ainsi donné lieu, nous ne pouvons manquer de citer ceux des Mées : les escarpements qui limitent cette vallée ont été formés, en effet, par la désagrégation lente de poudingues à ciment très-consistant, dont les parties les plus dures, ayant seules été respectées, se trouvent découpées sous forme de longues aiguilles qui, restées debout et disséminées tout le long de la vallée, y forment les plus singulières enfilades de pics, d'aiguilles ou de pyramides ruinées, dont l'aspect est tout-à-fait pittoresque.

De l'Etablissement et de la Source.

L'Etablissement thermal et l'hôtel sont réunis dans un même local, c'est-à-dire, que l'hôtel est construit au-dessus des Bains; ce qui permet au malade de communiquer de l'un à l'autre sans passer au contact de l'air extérieur. L'hôtel se compose d'un avant-corps de logis orné de deux ailes et d'une immense construction qui se prolonge en arrière sous la forme d'un carré-long. Au rez de chaussée se trouvent les bureaux de l'administration et du médecin-inspecteur, les divers salons, le

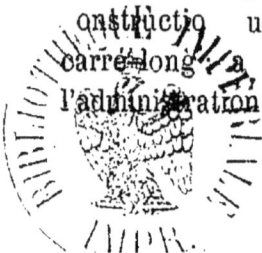

cercle, le café, un restaurant et quelques chambres.... Les étages supérieurs, au nombre de trois, sont exclusivement destinés au logement des malades qui se baignent aussi sans sortir de la maison.

Au-dessous du sol et dans le voisinage immédiat de la Source est l'Etablissement thermal composé de diverses galeries où se distribuent les Eaux. Dix-huit baignoires en marbre blanc, disposées dans autant de cabinets propres et bien éclairés ; deux étuves, des salles d'inhalation, une piscine médicinale, une piscine de natation, onze cabinets de douches munis de tous les appareils propres aux diverses applications de ce moyen, tels sont les éléments qui constituent le service médical. Dire que *partout l'Eau coule d'une manière continue*, c'est encore donner une faible idée de cette Source dont les principales qualités sont : une température de 36°, 50, constamment uniforme . sous un volume toujours invariable, évalué à environ 1,200 litres par minute.

L'Eau sortant du rocher à une profondeur de plusieurs mètres au-dessous du niveau du sol, s'y perdait au milieu des couches d'alluvion composées, sur ce point, de sables et de cailloux roulés, quand on eut l'idée de la capter à l'aide d'un puits en maçonnerie établi au-dessus de son point d'émergence ; mais ce puits mal assis sur un cercle en bois qui lui sert de base et sur ce sol perméable, laisse passer une telle quantité d'Eau que tous les terrains du voisinage en sont profondément imbibés même à une distance très-grande.... Il existe donc autour de ce puits une véritable nappe d'Eau dont le niveau est fixé, d'une part, par l'orifice supérieur du puits, et, de l'autre, par le sol du petit ravin qui longe les murs de l'établissement où l'on voit, de distance en distance, de nombreuses infiltrations d'Eau minérale. Ces infiltrations, outre l'inconvénient qu'elles ont d'empêcher certains travaux, furent causes, il y a quelques années, d'un mémorable procès, dont les résultats sont tout un enseignement... Quoi qu'il en soit de cette construction vicieuse, *à laquelle il serait si facile de remédier*, et des pertes d'Eau qui en sont la conséquence, la Source est aujourd'hui d'un volume encore assez fort, comme on le sait, pour faire face, et au-delà, à tous les besoins de l'Etablissement.... Il faut être bien riche, en effet, pour dédaigner, à si peu de frais, l'acquisition d'un pareil trésor.

L'Eau minérale, d'une limpidité parfaite, a un aspect légèrement blanchâtre quand elle est réunie en grande masse ; sa température, analogue à celle du sang, procure une sensation de douce chaleur chez l'individu à l'état normal; mais cette sensation varie, avec le sujet, suivant l'état de l'innervation des surfaces cutanées et suivant leurs conditions thermométriques ; onctueuse au toucher, elle laisse à la peau une souplesse qui persiste longtemps encore après l'immersion ; sa saveur est fade et légèrement salée ; son odeur est celle de l'hydrogène sulfuré; mais un autre gaz en altère évidemment les caractères.

Voici l'analyse de nos Eaux donnée, il y a quelques années, par le docteur Grange, de Paris, et contrôlée par le professeur Chatin, à laquelle je puis ajouter les résultats fournis par la sulfhydrométrie.

1,000 grammes, ou un litre d'eau, donnent :

Acide sulfhydrique.	0,00157
Azote.	Traces.
Résidu salin à 100°.	2,610
» au rouge faible.	2,380
Sels solubles dans l'eau alcoolisée, S. V. .	2,050 ⎫
Sels insolubles	0,360 ⎬ 2,619
Matières organiques.	0,209 ⎭

Sels solubles. — Sulfure de calcium. . .   0,050

     Chlorure de sodium . .   1,544

      »   de magnesium.   0,195

     Sulfate de soude. . . .   0,450   2,059

     Silice   0,010

     Alumine   0,049

     Iodure et bromure de

      sodium.   0,064

Sels insolubles dans l'eau alcoolisée.

     Carbonate de chaux . .   0,155

      de magnésie.   0,059   0,370

     Sulfate de chaux . . .   0,156

La simple énumération de leurs principes constitutifs démontre de quelle puissance doivent être douées des Eaux qui réunissent, à la fois, les propriétés thérapeutiques des sulfures, celles des bromures et des iodures, et enfin celles des sels de soude et de magnésie. La proportion d'iode y est surtout considérable (1). Rangées dans la classe des Eaux *sulfuré-calciques*, elles y occupent sinon le premier rang, au moins une place remarquable par la richesse et la variété de leurs éléments minéralisateurs.

Nous avons dit que cette source est tellement abondante, que l'eau, n'étant retenue par aucun moyen, coule partout sans interruption, entretenant dans toutes les parties de l'Etablissement balnéatoire une température des plus uniformes. Chaque baignoire est, par conséquent, une petite piscine, où le corps se trouve en contact à 36° 50, avec une eau qui se renouvelle sans cesse.

(1) Dr Grange, note sur les Eaux de Gréoulx, Paris 1852.

Voici, d'ailleurs, de quelle façon l'Académie de Médecine apprécie ces avantages dans les considérations générales qui sont en tête de son Annuaire des Eaux :

« Les bains les plus efficaces sont ceux qui sont préparés
« avec une eau thermale dont la température native se rap-
« proche le plus de celle du corps humain ; telles sont celles
« de Molitz, de Gréoulx et de Barèges... Les Eaux thermales
« auxquelles on fait subir un long parcours avant d'être em-
« ployées en bains et en douches, ne possèdent pas les mêmes
« propriétés curatives qu'à leur source, parce qu'elles perdent
« constamment une partie de leur calorique et de leurs prin-
« cipes volatils ; elles sont d'autant plus salutaires qu'on s'en
« sert plus près de leur point d'émergence. »

« Au point de vue physique, la chaleur des Eaux thermales
« ne diffère pas de celle de nos foyers ; mais au point de vue
« thérapeutique, elle ne peut nullement lui être comparée ;
« pour le médecin observateur, exempt de préjugés, la cha-
« leur inhérente aux Eaux se rapproche de celle du corps
« humain. »

Et plus loin :

« Pour que le bain minéral soit réellement salutaire, il faut,
« pendant sa durée, entretenir dans la baignoire un courant
« d'eau continuel ; le bain est alors bien plus actif que dans
« une eau dormante dont les gaz et le calorique diminuent pro-
« gressivement ; peu de sources suffisent à une pareille dé-
« pense d'eau ; cependant, à Gréoulx, les baigneurs jouissent
« de cet avantage (1). »

Cette opinion, sortant du sein même de l'Académie de Mé-
decine, n'est-elle pas le plus bel éloge que l'on puisse faire des Eaux de Gréoulx ?

On a voulu considérer les Eaux Minérales comme douées

(1) Annuaire des Eaux de la France, IIᵉ partie, p. 344 et 345.

d'une *vie* particulière, et donner à leur thermalité une analogie avec la *chaleur animale*. Ce calorique d'une nature, en effet, inconnue, la constitution de ces Eaux, la présence des principes azotés qu'elles renferment, leur facilité de décomposition et de reconstitution, dévoilant en elles ce ferment de vie dont les Barégines, les Glairines, les Sulfuraires, etc., sont les manifestations presque spontanées, étaient bien faites pour frapper l'imagination et excuser une certaine hardiesse d'opinions! Mais rien ne nous étant démontré sur l'origine ou la nature des Eaux, la raison et la chimie, ces deux antidotes du merveilleux, nous obligent à reconnaître dans leurs principes constituants, une des principales sources de leurs vertus. Or, parmi les diverses substances que l'analyse a dévoilées dans les Eaux sulfureuses, il en est une d'un aspect assez singulier pour avoir de tout temps attiré l'attention : je veux parler de ce corps végéto-animal, remarquable par sa consistance gélatineuse, appelé indistinctement *Glairine* ou *Barégine*... C'est à sa présence que l'on attribue aujourd'hui cette sensation onctueuse que procurent certaines Eaux, et cette souplesse qu'elles laissent à la peau, sans qu'on ait encore reconnu toute leur part d'action dans la thérapeutique thermale.

Etudiée dans les Eaux de Gréoulx qui peuvent, à juste titre, être considérées comme des plus riches en substance organique, cette matière s'est présentée à nous sous divers aspects que je me borne à énumérer ici en donnant quelques-uns de leurs caractères distinctifs :

1° Barégine.— D'un blanc nacré, forme soyeuse, en filaments ou en houppes, suivant qu'elle s'est développée dans une Eau courante ou dans un bassin; consistance du blanc d'œuf légèrement coagulé. Vue au microscope, elle se compose de filaments nombreux sous forme de tubes transparents remplis par des points noirs juxtaposés..... Tenue en dissolution dans les Eaux, elle ne s'organise qu'au contact de l'air atmosphérique... les diverses tein-

tes qu'elle présente du blanc le plus parfait au noir le plus
profond sont les divers degrés d'une décomposition dont
les limites restent insaisissables.

2° GLAIRINE.— Je conserve ce nom à une substance réellement
glaireuse, se développant par plaques ou par couches
plus ou moins adhérentes et souvent associées aux Barégines... Vue au microscope, elle ne présente aucune
trace d'organisation ! Quoique l'air paraisse nécessaire à
sa production, elle se forme déjà dans les canaux où les
Barégines ne peuvent encore s'organiser.

3° .....— Matière gélatineuse flottante adhérant aux corps en-
vironnants, morceaux de bois ou de paille, par un petit
pédoncule ; elle est en forme d'éventail, avec nervures à
peine visibles au microscope... On la rencontre à la sortie des Eaux dans le ravin.

4° Conferves et sulfuraires de diverses espèces... Toutes recueillies en dehors du canal de déversement des Eaux,
l'air et la lumière étant les deux conditions indispensables à leur développement.

5° On trouve, en outre, dans nos Eaux, un assez grand nombre
de petits animaux infusoires, de formes diverses et un
peu indécises, dont les proportions paraissent varier suivant les conditions auxquelles le liquide est exposé.

Les substances organiques auxquelles nos eaux doivent leur
onctuosité, y sont, primitivement, à l'état de dissolution complète, aussi n'en rencontre-t-on aucune trace dans l'eau
sortant de la source; mais elles s'organisent avec une telle rapi-
dité qu'il est facile, après quelques heures de les voir s'organiser contre les parois des baignoires.

Si d'une part, on a reconnu qu'à l'état de dissolution cette
matière donne à nos Eaux des propriétés toutes spéciales, il
paraît incontestable, de l'autre, qu'une fois l'organisation des
Barégines opérée, les eaux auront perdu, avec une partie de
leurs éléments, quelques-unes de leurs vertus : aussi, sera-t-il

toujours préférable d'utiliser une source à sa sortie du sol. A Gréoulx, par exemple, où les conditions paraissent excellentes, vu l'énorme volume de la source et la position des bains dans son voisinage le plus rapproché, l'eau avait cependant le temps de déposer d'énormes quantités de matières organiques qui, tenues en suspension dans les rigoles, faisaient, de temps en temps, irruption dans les bains, au grand scandale de tout baigneur peu initié aux mystères de la Naïade.... Un nouveau système de canalisation, enlevant aux yeux du malade le spectacle de ces glaires, lui assure en même temps l'intégrité de la constitution minérale.

La présence de ces masses de *Barégines* entraînées par nos Eaux, me donna, il y a quelques années, la pensée, de les utiliser en applications locales, comme nous le faisions pour nos *boues* qui sont infiniment moins riches en principes minéraux et surtout en iode : La consistance glaireuse et insaisissable de ce corps me fit chercher un moyen pour arriver à le rendre manipulable.... Ne pouvant, à cause de la quantité d'eau qu'il tient en suspension, l'incorporer à un corps gras, je cherchai à le faire entrer dans la constitution d'un cérat et j'obtins, ainsi, un mélange parfait dont je donnai, à cette époque, la formule suivante (1) :

Huile...........	400	grammes.
Barégine.......	375	»
Cire...........	125	»
Axonge........	100	»

Pour faciliter l'opération, je faisais triturer les barégines en les agitant fortement dans un vase à moitié plein d'eau, ne me servant, après avoir décanté, que de l'espèce de bouillie qui se déposait au fond. Les propriétés de ce mélange sont,

---

(1) Rapport sur le service médical des Eaux de Gréoulx. — Année 1854.

avant tout , excitantes ; appliqué sur certains ulcères atoniques , là où les boues ne sauraient être utilisées , il en change l'aspect en quelques heures et provoque des cicatrisations rapides (1).

Les *boues* minérales , dont on fit de tout temps , à Gréoulx , un usage journalier dans le traitement des tumeurs indolentes et de quelques plaies , sont ici le produit de la décomposition , par les vapeurs , des roches marneuses qui forment les parois des conduits d'écoulement : à ces détritus se mêlent beaucoup de barégines et autres matières organiques ; on y trouve des carbonates de chaux , de l'alumine , des chlorures , de l'iode et de l'arsenic : l'existence de ce dernier corps, bien manifeste dans les *boues*, n'avait pas encore été signalée dans les eaux. La puissance de ces boues ne peut être contestée ; elle paraît cependant soumise à des conditions qui nous obligent à en élever artificiellement la température.

Ajoutons un dernier mot sur la question des Eaux : l'admininistration actuelle, qui n'a reculé devant aucun sacrifice, dans les travaux de régénération, a apporté, comme on a pu en juger, dans la réparation des Bains, les soins les plus minutieux , tant au point de vue de l'installation matérielle qu'à celui du service. Elle n'a pas seulement visé au comfortable ; le luxe lui-même,

---

(1) Au nombre des opinions extraordinaires que l'on entend journellement formuler sur la nature ou sur l'origine des sources minérales, il en est une trop généralement accréditée dans le midi de la France pour ne pas mériter un semblant de réfutation : c'est celle qui, s'appuyant sur la décroissance progressive de température observée entre les sources de Digne, Gréoulx, Aix, Camoins, les considérerait comme ayant un réservoir commun, d'où les Eaux s'écouleraient souterrainnement avec une température qui s'affaiblissant en raison de la longueur du parcours... Un simple coup-d'œil jeté sur l'analyse de ces diverses sources suffit pour détruire toute idée d'analogie ou de parenté, et pour démontrer qu'elles ne sauraient partir d'un réservoir commun.

chose incroyable, si l'on se reporte par la pensée à ce qu'était
l'établissement balnéatoire, il y a quelques années, le luxe,
dis-je, a trouvé sa place là où, vu la nature des Eaux, on
était à peine en droit de demander un peu de propreté. Or, si
nous devons puiser, dans les œuvres du passé, les garanties
d'un avenir dont les besoins nous sont à peu près connus,
peut-être serons-nous en droit d'espérer qu'elles ne feront
pas défaut à une entreprise où l'intelligence et le courage
prennent une si large part.

Action physiologique des Eaux.

On a cherché à expliquer le mode d'action des Eaux par les
divers éléments qui entrent dans leur constitution chimique;
mais l'expérience nous apprend qu'il n'existe que des relations
imparfaites entre la composition d'une Source et ses propriétés
médicales. Si l'on étudie, en effet, l'action thérapeutique des
Eaux, en général, on est surtout frappé de ce fait, que les sources les plus diverses sous le rapport de leur constitution produi-
sent très-souvent des effets semblables, et d'un autre côté,
pour peu que l'on suive l'action de la même Eau, chez différents
malades, on est surpris de la diversité des phénomènes pro-
duits et des résultats souvent tout opposés. Qnelle conclusion
en tirer, si ce n'est que l'élément chimique n'est ni le seul ni
le principal élément de l'action curative des Eaux, et qu'il y
a dans la thermalité, comme dans le mode d'administration,
des conditions appelées à lui imprimer des directions variées?
Mais ce n'est pas à dire pour cela qu'il puisse être indifférent,
dans un cas donné, de recourir indistinctement à telle ou telle
autre source. La spécialisation qui ne saurait être que le résultat
d'une longue expérience, nous dévoile dans chaque source des
propriétés réellement spéciales qui les rendent plus particuliè-

rement propres à certains effets. L'homme appelé à donner un conseil devra donc toujours préférer pour son malade l'Eau qui, par ses effets naturels, semble le mieux remplir les indications qu'il se propose : c'est au médecin-inspecteur, qui , par position , se trouve souvent , pour une même maladie , dans l'obligation de faire face aux indications les plus imprévues, qu'il appartiendra , forcément , de chercher dans les divers modes d'application celui qui répond le mieux à chaque cas.

L'action des Eaux sulfureuses , en général , est *excitante* : cette action paraît être , à la fois , le résultat de la stimulation de l'appareil cutané , et de l'absorption des principes minéralisateurs. On explique ainsi , par l'activité vitale qu'elles impriment aux divers moteurs de l'organisme , cette influence dans tant d'affections chroniques où la constitution , ruinée , marche à la dérive sous l'impulsion du mal ; c'est le coup de fouet qui rappelle l'énergie vitale et la met en mesure de soutenir la lutte.... Cette doctrine a une tendance manifeste à nier la spécialisation ! Or, tout le monde sait , et l'expérience nous le confirme tous les jours , que , parmi les Eaux appartenant à une même classe , l'action physiologique varie de source à source. Outre l'action notoire de certains principes , du fer, par exemple, de l'arsenic, des sels à base magnésienne, de l'iode qui, même à doses infinitésimales, a des propriétés incontestables , il est des spécialités d'action dont la raison nous est encore moins clairement dévoilée: la durée du bain , chez nous , est en effet, d'une heure, au plus ; c'est tout ce que peut supporter le malade ; ailleurs , et près de certaines sources réputées d'une composition analogue , il subit impunément quatre, six et même dix heures de bain.... N'y a-t-il pas , dans de pareils faits , matière à spécialisation ?

Mais , ici , se compliquent les éléments du problème : chaque individualité porte , en effet, des dispositions particulières qui font que l'impression varie d'individu à individu. Pour ne parler que de la *thermalité* qui est un des principaux éléments consti-

tutifs de l'eau, le premier qui se dévoile à nos sens, n'y a-t-il
pas dans l'impression qu'elle produit des différences immenses,
suivant la température de notre peau ? (1). Les difficultés nais-
sent, donc, bien moins de l'application d'un moyen à peu près
invariable dans sa nature, que des influences physiologiques
que l'on rencontre chez les constitutions auxquelles il s'adresse.
Ce qui se passe pour la thermalité seule, doit se passer à bien
plus forte raison quand il s'agit de cet ensemble d'éléments qu
constituent l'individualité propre d'une source : les mille conditions qui entourent le sujet pendant la durée du traitement ou
qui lui sont propres, telles que les saisons, les constitutions
médicales ou atmosphériques, la constitution du malade et son
tempérament, son âge ou son sexe, ses dispositions morbides ,

(1) De ces différences de sensations sur la peau, doivent infailli-
blement naître des indications spéciales. . . ! Les fonctions qui s'o-
pèrent pendant la durée du bain, effets immédiats de l'immersion
un peu prolongée, sont les premières sur lesquelles nous ayons
à porter notre attention, les seules, aussi, que nous puissions suivre
avec un certain degré de précision. Or, cette étude devrait nous
amener à reconnaître, à priori, par l'impression ressentie à la peau,
et le degré d'innervation de l'organe et la nature des fonctions qu'il
va exécuter.

C'est en vue de cette intéressante question que je fis, il y a quelques
années, mes premières recherches sur l'*absorption* et l'*exsorption*,
pendant la durée du bain. Quelqu'obscures que soient encore, je
l'avoue, mes notions à ce sujet, tant les éléments du problème se
multiplient et se compliquent toutes les fois qu'on veut, en physiolo-
gie, suivre un fait et en tirer quelques déductions, je dois cependant
déclarer que ces premiers effets du bain, nous sont ordinairement
dévoilés par les dispositions sensitives de la peau. Sachant qu'il
n'y a rien d'absolu dans le *degré isothermique* et que les limites de
l'absorption varient d'un individu à un autre, nous devions, avec
des eaux à une température constante de 35° à 36°, remarquer
de fréquentes oscillations dans la sensation éprouvée par la peau ;
les uns, en effet, trouvaient l'eau fraîche, pour les autres elle était
brûlante ; les premiers devaient donc absorber et les seconds per-

la nature de la maladie, son siége, son ancienneté, ses complications, etc., sont autant de causes qui peuvent certainement avoir une influence sur le mode d'action des eaux, et en modifier les effets! Cette étude exige, dès lors, des connaissances spéciales et un esprit d'observation qui font tout le mérite du médecin appelé à les apprécier ; elles le portent à se défier sans cesse de toute idée préconçue et à chercher dans l'examen du fait, l'instruction qui en émane.

Quelqu'imparfaites que soient encore nos connaissances dans l'étude d'un sujet aussi complexe, au moins, nous est-il permis d'espérer qu'un examen attentif, judicieux et soutenu des conditions qui entourent l'usage des eaux et des diverses influences que ces conditions peuvent exercer sur l'économie, nous rendront compte, un jour, de toutes ces différences dans leur action thérapeutique, et que nous arriverons, en un mot, à régula-

dre en poids. . . . . . Nos expériences à ce sujet, répétées pendant plusieurs années et *à diverses saisons*, car celles-ci paraissent avoir une influence directe sur les fonctions de la peau, nous ont permis, sur un imposant ensemble de faits, de conclure qu'à Gréoulx, l'*équilibre* entre les deux fonctions était la *règle générale* ; quelques personnes cependant perdent en poids, pendant l'heure du bain, jusqu'à 3 et 400 |grammes ; d'autres, et c'est le plus petit nombre, augmentent dans des proportions à peu près semblables. . . . Ce résultat ne peut être que l'expression d'un état physiologique dépendant, soit de la constitution du sujet, soit de la nature de la maladie ou des modifications qu'elle avait imprimées à l'organisme. En l'état, la prédominance de l'une des deux fonctions me paraît donc, à la température naturelle de nos Eaux, une *exception;* l'équilibre constituerait, au contraire, la condition la plus favorable à cette tolérance indispensable pour mener la cure à bonne fin. . . . Reste à apprécier l'influence exacte de chacune de ces fonctions sur la marche et les effets du traitement et à déterminer quels sont les cas où il y aurait avantage à provoquer l'une plutôt que l'autre. . . . . C'est là un point de clinique important que l'observation nous dévoilera peut-être.

riser l'emploi de ce puissant moyen..... Là est toute la science hydrologique, science éminemment pratique, dont la connaissance repose tout entière sur l'expérimentation clinique. Interpréter un phénomène sans peser toutes les circonstances qui l'entourent, sans le suivre dans ses diverses évolutions, c'est s'exposer à formuler une loi sans posséder les premières notions qui la régissent.

Quant au *mode d'administration* des eaux dont on tire des effets si variés, il me semble confirmer, dans bien des cas, par son impuissance même, la spécialité d'action dont la nature a doué certaines sources. Quoi qu'il en soit, nous devons reconnaître, en passant, que le mérite d'un établissement thermal ne réside pas seulement dans la valeur de sa source, mais aussi, dans son organisation médicale, dans la multiplicité et la variété de ses appareils.

Sous ce rapport, nous l'avons déjà dit, l'Etablissement de Gréoulx laisse peu à désirer, et nous sommes en mesure avec nos appareils à douches de satisfaire aux exigences du service le plus compliqué. C'est une amélioration trop importante pour ne pas la signaler, en ajoutant toutefois qu'elle ne sera complète que le jour où les dispositions du local permettront d'y apporter quelques compléments indispensables, au point de vue de l'élévation de la température et de la force du jet.

L'Eau en boisson est, à Gréoulx, d'un usage trop général pour ne pas en dire un mot; cet usage est cependant limité ou réglé par tant de circonstances particulières qu'il serait difficile d'en préciser, ici, l'emploi. La nature de nos Eaux, qui sont très-légèrement salines et de digestion facile, avait motivé de véritables abus dont on est aujourd'hui complétement revenu. Ce n'est plus que dans quelques cas exceptionnels que le malade cherche et trouve dans les doses élevées un avantage réel. L'analyse, en nous révélant dans la constitution de nos Eaux des *principes* nouveaux et des propriétés spéciales, nous a fait une obligation d'en expérimenter aussi les effets à des points de vue nouveaux...Parmi ces principes, il en est surtout un, l'*iode*, dont l'action thérapeutique est trop réelle et trop connue pour que sa découverte dans nos Eaux ne fût pas, en même temps, l'explication de bien des succès et un encouragement à en étendre l'application, l'expérience nous ayant démontré que l'iode trouve dans ces *combinaisons naturelles* des propriétés merveilleuses, dont aucune préparation pharmaceutique ne peut donner une idée.

L'*inhalation des vapeurs minérales* qui, décidément, a pris ses droits de cité, est encore un puissant moyen dont l'importance ne pourra manquer de s'accroître à mesure que l'on en connaîtra mieux les effets. De tout temps, à Gréoulx, on a fait de l'inhalation.... sans le savoir, sans s'en douter ! La disposition des lieux s'opposait à ce qu'il en fût autrement. L'influence physiologique d'un milieu à température élevée, sur nos principales fonctions, ne pouvant être mise en doute, il fallait bien lui accorder un rôle dans le traitement de la plupart des affections chroniques, [mais ce rôle avait tellement été exagéré, que c'est à peine si nous aurions osé, il y a quelques années, toucher à cette arche sainte en apportant un peu d'air dans la moindre partie de l'Etablissement balnéatoire.... Cependant l'aération volontaire de quelques cabinets, fut une amélioration dont les effets ont été bien vite appréciés.

Aujourd'hui, dans bien des établissements, l'*inhalation* est à peu près réservée au traitement des *maladies des voies respiratoires*, soit comme médication principale, soit comme médication adjuvante. Nous avons pu, mieux que personne, en constater les excellents effets et nous ne saurions en négliger ici l'emploi.... Quelques médecins ont même poussé l'idée jusqu'à pulvériser l'Eau, à l'aide d'un appareil spécial, pour la porter, en nature, sur l'organe malade.... L'heure n'est pas encore venue de prononcer sur la valeur de cette pratique un peu hardie, et je dois me borner à reconnaître, en elle, une nouvelle preuve de l'étendue des ressources qu'offre la thérapeutique des Eaux, et des avantages qu'il y aura toujours à ne pas la renfermer dans un cadre trop étroit.   3

Conseils et Recommandations.

Parmi les questions auxquelles le médecin des Eaux a le plus souvent à répondre, il en est une qui se présente d'une manière à peu près invariable toutes les fois qu'un nouveau client vient recourir à ses conseils ; c'est la question de la *durée du traitement*. Quel est le malade dont le premier soin n'a pas été de s'informer dès le premier jour, du temps quil lui faudra consacrer à la cure ? Mais quel est le médecin qui, sans mentir à sa conscience, oserait d'avance, limiter la durée. d'un traitement, ou même en fixer la marche ?...... Pour mon compte j'établis en principe qu'il est impossible de rien prédire à ce sujet, et que la succession des phénomènes peut seule guider dans cette opération. Que penser de cette dérisoire obligation des 21 jours imposés par l'usage, auprès de certaines sources; préjugé tellement enraciné qu'on a de la peine à l'ébranler ?... Le plus sage est de s'en rapporter à l'opinion des personnes compétentes, c'est-à-dire, des médecins qui depuis long-temps étudient, sur les lieux, l'action des Eaux. S'agit-il en effet d'une affection rhumatismale peu invétérée, une quinzaine de bains pourront peut-être la faire disparaître ; mais, dans le rachitisme, dans les scrofules, dans toutes les affections profondément diathésiques, peut-on espérer de puissantes modifications de l'organisme sans un traitement d'une durée raisonnable, sans le concours de plusieurs saisons ? Guérit-on en quinze jours une maladie qui souvent existe depuis plus de quinze ans ?....... Si l'on obtient souvent de beaux résultats dans un traitement de courte durée, comment ne pas accorder toute confiance à un traitement soutenu, dût-il être de plusieurs mois, de plusieurs années même ! L'ancien usage de faire *deux saisons* à

Gréoulx (1), s'appuyait sur des considérations pratiques d'une haute valeur ; et si dans la plupart des affections chroniques on n'y recourt pas toujours, ce ne peut être que par ignorance, ou par des considérations de bien mince valeur lorsqu'il s'agit de la santé et peut-être de la vie.

Quant à l'obligation de plusieurs traitements consécutifs , ou d'un retour à quelques années d'intervalle , il est bien entendu qu'elle ne saurait avoir, non plus , rien d'absolu. Parmi les malades qui suivent cette méthode , les uns viennent franchement chercher dans une nouvelle cure le complément de la première , les autres arrivent *par reconnaissance*, cachant derrière ce mot la peur d'une rechute.

Ainsi , quelques-uns profitent , chez nous , de la longueur de l'été pour faire ce que nous appelons improprement deux *saisons* ; d'autres se bornent à une seule , avec quelques jours de repos vers le milieu du traitement, l'expérience ayant démontré que

(1) Cette particularité doit être signalée ici ; nous la tenons de tous ceux qui ont fréquenté l'Etablissement à cette époque. Il faut pour cela remonter à quarante ou cinquante ans, c'est-à-dire, aux plus belles années de sa prospérité, alors que les têtes couronnées elles-mêmes ne craignaient pas de venir demander à ses puissantes Eaux quelque soulagement à de royales misères. L'usage avait alors divisé, à Gréoulx, l'été en deux saisons : la première commençait vers la fin d'avril ou dans les premiers jours de mai; la seconde avait lieu vers le milieu d'août et en septembre. Du 15 juillet au 15 août existait donc une interruption, véritables vacances, pendant lesquelles l'Etablissement devenait à peu près désert ; le médecin-inspecteur, lui-même, s'absentait souvent pendant les huit ou dix derniers jours de juillet. . . . . Les baigneurs qui arrivaient alors , faisaient pour la plupart leur seconde saison. La distinction était ainsi parfaitement tranchée, et chacun se soumettait à une pratique qui n'était que le fruit de l'expérience et d'une saine appréciation des influences climatériques dans un pays aussi chaud que la Basse-Provence.

Les Eaux de Gréoulx, situées dans le midi de la France, s'y trouvent, en effet, dans des conditions réellement exceptionnelles, si on les compare à celles qu'offrent la plupart des autres sources ther-

c'était presque doubler la cure.... les plus pressés, qui ne sont pas toujours les moins malades, ont mille motifs pour abréger la leur ! Quoi qu'il en soit de cette impatience naturelle au malade, il faut reconnaître avant tout, que son plus grand intérêt serait de se soumettre d'abord aux exigences de sa position.

La saison la plus convenable pour prendre nos Eaux est, généralement, l'été ; cependant les fortes chaleurs ne me paraissent pas toujours favorables ; car, la fréquence des dérangements des fonctions digestives nécessitent souvent des interruptions dans le traitement et une perte de temps. L'expérience démontre en outre, que les *maladies de la peau* réclament, en général, le printemps ; que le *rhumatisme* redoute l'automne et les temps pluvieux ; que l'été paraît plus particulièrement favorable aux *névroses*, etc. Nous savons, aussi, que toutes les affections constitutionnelles et principalement les affections strumeuses, sont également traitées dans toutes les saisons et, à peu près avec le même avantage. L'état de l'atmosphère et les constitutions mé-

males. Or, si l'on se reporte, par la pensée, à une époque où les moyens de communication étaient difficiles et les relations presque nulles, où', par conséquent, chaque localité vivait d'une vie qui lui était propre, on comprendra facilement l'existence d'un usage *local* que n'étaient point encore venues troubler les influences étrangères et lointaines. Chacun vivait chez soi, comme il l'entendait, suivant ses besoins, suivant sa nature...... Mais, les temps sont bien changés ; et nos usages se ressentent trop de cet esprit d'imitation qui guide presque tous nos actes, pour ne pas avoir beaucoup perdu de leur originalité native.

La double condition d'Etablissement thermal et d'Hôtel avait fait prendre, aux anciens propriétaires de Gréoulx, une mesure pleine d'habileté qui n'a peut-être pas été sans influence sur l'usage dont je parle, et que je dois, à ce titre, rappeler aussi. Moyennant une somme de 30 ou 40 francs, tout malade, logé dans l'Hôtel des Bains, avait droit aux Eaux pendant toute l'année..... Il en usait, en abusait même, mais prolongeait son séjour de façon à donner indirectement à l'Etablissement un bénéfice réel que provoquait cette simple apparence de faveur.

dicales ne peuvent manquer d'exercer une influence sur des
sujets affaiblis ou dont la peau est plus impressionnable ......
Les conditions propres au sujet, son sexe, son âge, son tempérament, ses diverses tendances morbides, etc., sont autant de
considérations que le médecin ne doit pas perdre un seul instant
de vue, et sur lesquelles il ne saurait trop s'éclairer. L'application d'un moyen thérapeutique puissant nécessite, sur les maladies auxquelles il s'adresse, des notions exactes et complètes ;
toutes les questions qui se rattachent à la durée du mal, aux
traitements qui lui ont été opposés, doivent plus particulièrement fixer l'attention du praticien dont l'opinion repose sur une
connaisance approfondie de ces divers éléments, et sur leur
influence réciproque dans un concours commun. Je conseillerai
donc, à chaque malade, de se munir, auprès de son médecin
ordinaire, d'une consultation plus ou moins détaillée, suivant
que celui-ci la jugera plus nécessaire.

Ce simple aperçu suffira, je l'espère, pour faire ressortir,
entr'autres vérités, l'avantage qu'il y aura toujours pour le malade à se placer dans de bonnes conditions hygiéniques propres
à seconder l'action curative des Eaux. Ces conditions, inhérentes
à la localité, demandent à être fécondées par l'intelligence et
la sagesse de chacun et par un certain degré de soumission. Je
me bornerai donc, dans mes conseils à recommander, d'une
manière générale, d'éviter toutes les impressions morales ou
physiques trop vives, la fatigue du corps, comme celle de l'esprit,
paraissent plus particulièrement nuisibles à l'exercice régulier
des principales fonctions, tant que le corps est soumis à l'action
des Eaux. On dirait que l'économie tout entière a, dans ce moment, besoin de plus de repos et d'un peu de recueillement ;
c'est une activité vitale plus grande, mais avec *concentration
organique...* Activité tout au profit de l'individu, à la condition
qu'il ne dépensera, qu'avec parcimonie, ces ressources que
semble, tout d'abord, lui prodiguer la nature.

Par le fait de son impressionnabilité plus grande, le malade

doit éviter les causes de refroidissement, surtout l'humidité, e .
adopter, de préférence les vêtements chauds, la laine, par
exemple, qui par son frottement entretient à la peau une légère
excitation et la met à l'abri des influences extérieures. Les conditions de notre climat méridional, sans proscrire absolument
la recommandation de ne pas trop prolonger les soirées en plei
air, en atténue au moins l'importance. . . . . En effet, comment
ne pas se laisser entraîner, par nos belles soirées d'été, à res-
pirer, à pleins poumons, cet air sec et embaumé dont rien ne
peut donner l'idée dans les froides vallées des régions montagneuses et dans ces plaines humides du nord, où le soleil couchant est le signal obligé de la retraite ! Les réunions de salon
ont, ici, à supporter une rude concurrence dont le devoir du
médecin est, simplement à mes yeux, de ne pas se rendre le
complice.

Il faut n'user qu'avec modération de tous les excitants qui
portent leur action à l'intérieur ou qui peuvent développer une
stimulation spéciale sur le système nerveux ; l'alimentation doit
être moins copieuse et de digestion facile, non-seulement pour
éviter les *inconvénients* qui s'attachent si facilement, en Été, à
ces sortes d'excès, mais encore pour ne pas s'exposer à donner,
par un trouble de fonction, une direction vicieuse à la stimulation des organes. On doit se méfier, surtout, des entraînements
d'une table-d'hôte où le nombre des mets, leur variété et la
longueur du repas, développent un appétit qui est loin d'être
l'expression des besoins réels : la suppression du déjeuner à
table-d'hôte et les facilités que donne la création d'un restaurant à la carte, préviennent bien des écarts tout en permettant
mieux au malade de suivre le régime qui lui a été prescrit.

Tout le monde sait avec quelle facilité la plupart des maladies
chroniques s'exaspèrent en voie de traitement. Le malade
n'aura pas à s'étonner de ces recrudescences qui sont un effet
normal, et qui se dissipent, en quelques jours, même en continuant l'usage des Eaux. Cet état s'accompagne quelquefois d'un

sentiment de lassitude, d'un peu de malaise, de céphalalgie, de dégoût, d'insomnie, souvent même d'un mouvement fébrile. Ce phénomène paraît avoir une certaine analogie avec la poussée que nous n'observons que très-rarement.

Je ne parlerai pas de l'ancien usage suivant lequel chaque malade devait recourir, avant le traitement, à deux ou trois purgations... La science, en faisant justice des abus de l'empirisme, a maintenu l'emploi des purgatifs dans les cas seulement où leur indication était précise, comme celui des émissions sanguines pour prévenir ou combattre certaines congestions. Si la constipation est le caractère dominant de la médication thermale pendant la plus grande partie de la saison, soit par la transpiration, soit par l'excitation des fonctions digestives, il peut y avoir encore avantage, urgence même, à la combattre, mais nous ne saurions donner la préférence aux purgatifs salins qui ne font qu'augmenter l'excitation de l'organe ; les purgatifs doux, les boissons tempérantes, les lavements émollients réussissent presque toujours. Les diarrhées, dont nous avons parlé ailleurs, ont, quand elles succèdent à ces constipations, une tendance à prendre le caractère dyssentérique ; mais elles sont, le plus souvent, sous la dépendance de la constitution atmosphérique ou médicale... Un repos de quelques jours, une alimentation réglée, les boissons délayantes sont, en définitive, les moyens auxquels nous avons le plus souvent recours pour combattre des symptômes qui, quoique légers, pourraient, à un moment donné, nécessiter la suspension du traitement.

En dehors de quelques cas particuliers, le malade fait usage des Eaux dès le lendemain de son arrivée. La durée du bain dépasse rarement une heure ; celle de la douche doit nécessairement varier aussi, et c'est au médecin à en fixer le temps. Il est rare que nous ayons recours, en voie de traitement, à une autre médication ; cependant, l'Etablissement possède une pharmacie, sous la direction du médecin inspecteur, pouvant faire face aux principaux besoins.

Après le traitement, le malade doit rentrer chez lui, le plus tôt possible, et s'y reposer plusieurs jours avant de reprendre le cours de ses travaux. Je blâme, par conséquent, ces longues pérégrinations auxquelles on se laisse entraîner en quittant les Eaux, par la seule raison qu'une fois en route, *il n'en coûte pas plus*. Autant l'exercice, les longues promenades, les voyages même peuvent être utiles au début et pendant les premiers jours de la cure, autant il faut éviter toutes ces causes d'excitation et de fatigue dès le moment où le corps commence à subir l'influence thermale. On conseille généralement aussi de s'abstenir des bains d'*eau commune* pendant les premières semaines qui suivent la cure, tant que l'économie reste sous le coup de l'action physiologique réveillée par la médication. Quant à bien d'autres instructions qui touchent pour la plupart aux petites questions de la vie, c'est à l'intelligence du malade à le guider.

Maladies auxquelles sont applicables les Eaux de Gréoulx.

L'énumération de ces maladies nous entraînerait certainement trop loin, si nous voulions donner ici tous les renseignements nécessaires et exposer les indications et les contre-indications propres à chaque cas. Nous nous bornerons à signaler chacune d'elles en laissant au médecin le soin d'apprécier, s'il y a lieu, pour ce qui concerne son malade, de recourir à l'emploi des Eaux.

Ce tableau est celui des maladies traitées avec succès à Gréoulx pendant le cours des sept dernières années.

	1° Exanthêmes.	Urticaire.
		Erythème.
	2° Vésicules.	Miliaire.
		Eczema.
		Herpès.
	3° Bulles	Pemphigus.
		Ecthyma.
		Impetigo.
Maladies	4° Pustules.	Acné.
de		Mentagre.
la Peau.		Porrigo.
	5° Papules.	Lichen.
		Prurigo.
		Pityriasis.
	6° Squammes	Psoriasis.
		Ictyose.
	7° Tubercules.	Elephantiasis.
		Molluscum.
	8° Maladies spéciales.	Pellagre.
		Lupus.

Goutte.

Rhumathisme chronique, fibreux, musculaire ou viscéral.

Pleurodynie.

Lumbago.

Sciatique.

Névralgies diverses.

Contracture des tendons.

Engorgements et tumeurs périarticulaires.

Hydarthroses.

Tumeurs blanches, avec ou sans trajets fistuleux.

Coxalgie.

Fausse ankylose.

Entorse.

Adénite scrofuleuse.

Engorgements ganglionaires.

Lymphatisme et Anémie.

Atonie des tissus.

Œdème.

Chloro-anémie.

Dysmenorrhée.

Aménorrhée.

Surdités diverses.

Convalescence.

Phthisie tuberculeuse.

Tumeurs diverses.

Affections syphilitiques anciennes.

Exostoses.

Caries.

Ulcères atoniques.

Rachitisme.

Ostéomalacie.

Maladies des Muqueuses.
- Catarrhe pulmonaire.
- Laryngite.
- Amygdalite.
- Stomatite ulcéreuse.
- Othorrée.
- Blenorrhagie chronique et catarrhale.
- Leucorrhée, de causes diverses.
- Granulations du col de l'utérus.
- Irritations intestinales.
- Catharre vésical.

Maladies des Centres nerveux.
- Hémiplégie.
- Paraplégie.
- Paralysie.
- Congestions chroniques.

Nevroses.	Hypochondrie.
	Gastralgie.
	Hystérie.
	Migraines.
	Asthme.
	Convulsions épileptiformes.
	Nevropathies diverses.

Le champ est vaste, comme on le voit, et d'autres maladies pourraient encore y trouver place ; mais cette simple nomenclature n'a aucun caractère scientifique et ne saurait être d'une indication absolue. Une même maladie varie par ses causes, par l'impressionnabilité du sujet, ou par le fait d'une affection concomitante ; c'est au médecin à juger de l'opportunité d'un traitement par les Eaux, et à guider son malade dans le choix qu'il va faire. Si, toutefois, nous avions à signaler dans cette liste quelques affections plus particulièrement influencées par nos Eaux, nous pourrions, à côté du rhumatisme et des affections cutanées que l'expérience a rendues tributaires, à tout jamais, des Eaux sulfureuses, citer, d'une part toutes les maladies qui sont sous la dépendance de la diathèse scrofuleuse, et, plus particulièrement, dans ses manifestations sur les tissus osseux; de l'autre, les affections des muqueuses, les névralgies et les névroses, qui sont liées à des altérations de fonctions, quelques affections de l'utérus, et, enfin, les maladies des voies respiratoires sur lesquelles agissent si bien nos vapeurs minérales et notre climat méridional..... C'est dans cette partie du cadre nosologique que nous pourrions trouver la grande majorité des cas que nous avons eu à soigner pendant les années qui viennent de s'écouler.

Formalités requises pour faire usage
des Eaux.

Toute personne désirant faire usage des Eaux , sous quelque
forme que ce soit, doit être munie d'une prescription médicale.

Si cette prescription n'a pas été délivrée par le médecin inspecteur ou tout autre résidant sur les lieux, elle doit lui être
préalablement soumise pour qu'il la vérifie et puisse s'assurer
qu'elle est fidèlement suivie. C'est là une simple mesure de
précaution exigée par la loi, qui considère les Eaux Minérales
comme un médicament, et veut, qu'à ce titre, elles ne soient
délivrées que sur une autorisation médicale.

Ces formalités sont, d'ailleurs, entièrement gratuites, et le
médecin ne peut exiger de rétribution qu'autant que le malade
aura directement réclamé son avis ou ses soins.

La distribution des heures de bains et de douches est aussi
faite par le médecin inspecteur et dans l'ordre des arrivées ; un
registre est ouvert, à cet effet, chez lui , où chaque malade se
fait inscrire avec son numéro d'ordre et reçoit une carte qui
doit être présentée au bureau de l'administration qui délivre à
son tour les cartes de bains. Une de ces cartes doit être dé-
posée chaque jour, en descendant au bain , entre les mains de
l'employé chargé de veiller à l'exécution du service.

Le malade, averti un quart d'heure à l'avance, doit se rendre au bain à l'heure qui lui a été fixée ; en cas de retard de sa
part, la durée du bain sera réduite d'autant , ou bien l'employé
désignera, pour ce jour-là seulement, une des heures vacantes
dans son service.

La durée du bain est d'*une heure* , elle ne peut , sous aucun
prétexte , être prolongée au-delà sans une autorisation spéciale : toute instruction concernant le service médical est dépo-

sée, par le médecin inspecteur, entre les mains du directeur de ce service.

Le médecin inspecteur est logé dans l'Etablissement ; il a ses heures de cabinet qui varient suivant les besoins de son service, et ses heures de visite, matin et soir, pour les personnes qui veulent bien le faire appeler.

TARIF DES EAUX.

Heures du Service.

De 10 heures du soir à 10 heures du matin.

			Service.
Bains	F. 1 50, linge	25 c.,	25 c.
Grandes Douches.	1 50 —	25	40
Douches particulières.	1 » —	25	25
Appareils pour injections ou irrigations	0 50 —	—	—
Bains d'inhalations	1 50 —	—	—
Etuves	1 50 —	25	40
Bains d'eau commune.	1 50 —	25	25
Porteurs.	0 50 —	—	—

De 10 heures du matin à 10 heures du soir.

			Service.
Bains	F. 1 », linge	25 c.,	25 {c.
Grandes douches	1 » —	25	40
Douches particulières.	0 75 —	25	25
Appareils pour injections et irrigations	0 50 —	—	—

L'eau en boisson est laissée à la disposition des baigneurs. Ceux qui ne peuvent se rendre au bain trouveront dans la maison des chaises à porteur, ils seront conduits et ramenés pour le prix de F. 0 50.

Les billets délivrés au bureau ne seront pas repris par l'administration.

L'exemption des droits de l'établissement, sauf la rétribution due aux gens de service, est accordée à tous les médecins français ou étrangers, sur la présentation de leur diplôme.

Quant aux personnes que leur position de fortune met dans le besoin, elles ont droit à tous les égards de l'administration, qui considérera toujours comme un devoir de concourir au soulagement des malheureux. — Les *indigents* envoyés par les départements, par les communes, ou par les sociétés de bienfaisance, ainsi que les *pauvres*, munis d'un certificat d'indigence, recevront gratuitement les Eaux et les soins médicaux, avec charge, pour eux, de pourvoir à leurs autres moyens d'existence.

Hôtels et Restaurants.

Le peu de ressources qu'offrent le village de Gréoulx et ses environs ont mis, de tout temps, les propriétaires dans l'obligation de tout concentrer sur un même point. A l'Etablissement thermal est annexé l'Hôtel des Bains, immense construction qui, dès aujourd'hui, peut recevoir de 400 à 450 personnes. La nouvelle administration ayant porté de ce côté une juste sollicitude, l'Hôtel a été presque complétement remis à neuf, et offre, sous le rapport du confortable et du luxe, tout ce que peuvent offrir de mieux les meilleurs hôtels de France.

Le prix des chambres, ainsi qu'on le verra sur le tarif annexé à ce travail, varie depuis 1 fr. jusqu'à 3 fr. par jour.

On y trouve des appartements, fraîchement décorés et meublés avec luxe dont les prix varient de 8 à 14 fr. par jour.

Un appartement complet de quatre à cinq pièces avec cuisisines , écuries , remises , coûte de 15 à 30 fr.

Ces prix *invariables* d'ailleurs, pourront-ils paraître exagérés quand on les aura comparés à ceux de la plupart des Eaux des Pyrénées , où les familles sont souvent exploitées de la manière la plus indigne , par les *logeurs* , dont les prétentions s'élèvent d'ordinaire en raison de l'affluence des baigneurs.

Le prix du service et de l'éclairage a été réduit , et varie de 30 à 75 centimes par jour , dans une proportion dont le tarif donne les mesures.

On y trouve des meubles de supplément, et des pianos de location .

Il y a dans l'Etablissement un restaurant à la carte accessible à toutes les fortunes et deux tables d'hôte.

On sert également à la carte dans les appartements.

Les soins tout particuliers apportés par les nouveaux propriétaires , dans la question des approvisionnements , question si importante et si difficile à Gréoulx, assurent enfin la solution d'un problème devant lequel avaient échoué jusqu'à ce jour tous les efforts des précédents directeurs : la concession des glacières de la ville de Digne est pour l'Etablissement d'un précieux secours.

Une administration spéciale régit le *cercle* , composé des salons , du cercle proprement dit , et du café ; c'est elle qui veille à l'organisation des fêtes , des bals , concerts et parties de plaisirs.....

Les salons sont ouverts tous les soirs ; il y a bal deux fois par semaine.

Il est perçu un droit d'admission proportionnel suivant le nombre des membres d'une même famille.

On trouve autour de l'Etablissement des maisons particulières, des hôtels garnis..... et divers restaurants à des prix très-modérés.

C'est par la concurrence seule qu'un Etablissement de la nature de celui de Gréoulx pouvait prospérer..... lui ouvrir loyalement la porte , en favorisant , autant que possible, les efforts de tous ceux qui veulent prêter leur concours à une œuvre commune, est, de la part de l'administration, la plus sage des mesures : espérons qu'elle portera ses fruits.

Un vaste parc, des bosquets ombragés et de belles avenues entourent l'Établissement dans un périmètre assez étendu pour permettre des promenades variées , des causeries intimes, l'isolement même ! Le site, pittoresque par lui-même et par les échappées de vue qu'on y rencontre, vient de recevoir le complément de certaines dispositions qui font ressortir toute la fraîcheur et l'harmonie des jardins.

La maison possède une chapelle intérieure régulièrement desservie par le clergé de Gréoulx.

Moyens de transports et de promenades.

1° Un service spécial dessert l'Établissement thermal et part *tous les jours* d'Aix , à 2 heures 1/2, après l'arrivée du chemin de fer.

2° Courrier de Digne , partant *tous les jours* de Marseille à 9 h. 1/2 du soir , chez Poulin , rue Cannebière , n° 1 ; et de Gréoulx, à 2 h. du matin.—Trajet en 9 heures ;

3° Service de Marseille à Digne, par les Mées, laissant les voyageurs à Vinon où une voiture particulière les attend pour les conduire à l'Établissement en 35 minutes.

Départ de Marseille : les mardi, jeudi et samedi à midi, arrivée à Gréoulx à 9 h. du soir ;

Départ de Gréoulx : les jeudis, mercredi et vendredi à 5 h. du soir.

4° Chevaux de poste;

5° Voitures de famille ou particulières, pour toute destination, à des prix modérés.

Une administration particulière tient à la disposition des baigneurs, des ânes, des chevaux de selle et des voitures pour promenades. — C'est avec elle qu'on traitera de gré à gré.

Tous les soirs à 6 heures, un omnibus, dont la destination doit changer chaque jour, partira de l'Établissement. Une affiche spéciale annoncera, dès le matin, le but de cette promenade.

Courrier.

Distribution des lettres, le matin à 7 heures.

Levée de la boîte, à l'Établissement, à 8 heures.

Chasse et Pêche.

Il est peu de pays plus giboyeux que les environs de Gréoulx : le lièvre, le lapin, la perdrix et la caille y abondent !... l'Établissement tient à la disposition des baigneurs tout ce qui peut être nécessaire aux parties de ce genre, armes et chiens....

De grandes chasses seront organisées, et l'époque en sera ultérieurement fixée.

Le Verdon et le Collostre sont deux rivières assez poissonneuses pour permettre divers genres de pêche : le barbot et la truite y abondent; cette dernière, sans y acquérir une très-grande taille, y est cependant excellente comme dans toutes les eaux vives et limpides.

Promenades et Excursions.

Autour des Bains et dans un rayon assez limité, le voyageur peut trouver des éléments de promenades offrant assez d'intérêt pour piquer sa curiosité; c'est au couchant, le village de Gréoulx, avec ses rues étroites et rapides, dont quelques unes, disposées en gradins autour de son vieux château, suivent la courbe des anciennes enceintes; on y remarque, par-ci par-là, quelques vestiges de fortifications enclavées dans de vieux murs, et de petites maisons percées dans de gros remparts. Là haut, sur le point culminant dort l'antique château des Templiers (1). C'est une immense construction carrée où l'œil chercherait en vain, aujourd'hui, l'aspect d'une forteresse. La cour intérieure peut seule offrir quelque intérêt à cause de l'état de conservation des galeries ogivales qui l'entourent. Les destinations successives qu'a dû subir cet édifice, depuis l'époque des Templiers, sont écrites sur ses murs dans les nombreuses modifications qu'on leur à fait supporter.... Mais, le divorce s'établit partout entre les divers ordres de constructions et quelques années suffiront, je l'espère, pour les ramener à l'état de ruines intelligentes. Dès aujourd'hui, ce n'est pas sans danger que l'on s'exposerait à parcourir certaines parties de l'édifice.

Au-dessous du village, du côté du Verdon, sont les *Aires*... Là s'offre à l'œil un des plus beaux points de vue de tous les environs. En amont et en aval s'étend à vos pieds la plaine de Gréoulx que sillonnent, en divers sens, les eaux limpides du

(1) Les templiers possédaient, dans les environs de Gréoulx, des terres immenses, et il est facile de se faire une idée de leur puissance quand on retrouve, dans un rayon de quelques mille mètres à peine, les châteaux de Gréoulx, de St-Martin, d'Esparron, de St.-Jullien et de Laverdière, résidences qui attestent ce qu'étoit alors l'importance de cet ordre, à la fois monastique et guerrier...

Verdon.... Rien de plus riant que ce tableau, par une de ces belles soirées d'été dont notre ciel est si prodigue !

A quelques pas encore de l'Etablissement et en remontant le petit *Ruisseau de Paradis*, on arrive à *Laval*. Laval n'est, à vrai dire, qu'une jolie maison de campagne, mais, annexée autrefois à l'Etablissement, elle a religieusement conservé le souvenir de ses hôtes. On y voit deux portraits : l'un de Bonaparte, premier consul; l'autre de la princesse Pauline, sa sœur, tous les deux, dit-on, d'une ressemblance parfaite. A quelques pas de la maison d'habitation, au fond d'une magnifique avenue de chênes séculaires et dans un site ravissant, s'élève le *Chêne de la Princesse*... Adossé à la montagne, cet arbre *historique*, dont les rameaux ombragent un ruisseau et une petite cascade, moins beau, peut-être, que ceux qui l'entourent, n'a que le mérite d'avoir été remarqué par une illustre princesse et d'avoir protégé de son ombre le lieu de ses méditations habituelles (1).

Laval possédait un souvenir plus précieux encore : c'était un monument cemmémoratif de la *naissance du roi de Rome*, élevé par les soins de la princesse Pauline, sur un côteau qui domine

_____

(1) Voici ce que nous dit le docteur Robert, médecin consultant de la princesse, dans son histoire des Eaux de Gréoulx :............
... « Après quelques jours de repos dans cette ville (Aix en Provence), la princesse partit pour Gréoulx, le 28 mai 1807......: Son altesse fit usage des Eaux avec le plus grand succès, dès la première saison. Dans le temps des grandes chaleurs, elle vint demeurer un mois à Marseille, à la campagne du général Cervoni ou au beau château de M. le baron de St-Joseph : au mois d'août, son altesse retourna à Gréoulx......... les bienfaits qu'elle en retira furent étonnants et elle ne cessait de me remercier de les lui avoir conseillées. Sa santé s'améliora de jour en jour; mais le temps devenant froid et humide, son altesse partit le 4 octobre pour Nice, avec l'intention de revenir à Gréoulx, au printemps prochain. Si, à cette saison, son retour n'eût pas lieu, c'est que le prince Borghèse, ayant été nommé gouverneur général des départements, en delà des Alpes, la princesse son épouse fut obligée d'aller tenir sa cour à Turin. On sait que la princesse Pauline revint aux Eaux de Gréoulx en 1813.

la vallée. Ce monument, de 10 à 12 mètres d'élévation, présentait la forme d'une pyramide quadrangulaire reposant sur un piédestal carré ; sur une de ses faces était gravée l'inscription dont le souvenir même n'est pas arrivé jusqu'à nous. 1845 vit disparaître ce monument que son propriétaire, dans un excès de zèle, sacrifiait aux exigences d'une popularité d'emprunt. Tous les regrets, hélas ! et toutes les expiations peuvent-ils innocenter un pareil acte de vandalisme ? Quoi qu'il en soit, victime de la sottise des hommes, le *Château de Laval* , comme on l'appelle dans le pays , n'en est pas moins une délicieuse habitation , véritable corbeille de fleurs et de verdure aux mains d'une gracieuse châtelaine.

Dans un périmètre aussi très-rapproché et en remontant la rive gauche du Verdon , se succèdent ou s'échelonnent divers *buts* de promenades, d'un accès, aujourd'hui, facile par la construction d'un joli pont en fil de fer, sur l'emplacement qu'occupait encore hier le *Bac* aux allures classiques. Ce sont, d'abord, les sentiers ombreux de la Paludette conduisant, d'un côté, à la chapelle de *Notre-Dame-des-œufs* , but de pèlerinage , et de l'autre au vallon de *Bramo-vacquo*, nom pittoresque s'il en fut jamais !.... Plus loin, et sur le flanc de la montagne, la *Grotte du Chevalier*, à laquelle je ne connais d'autre mérite que d'avoir long-temps figuré sur de fallacieux prospectus à qui je dois moi-même de la connaître. On y arrive par une pente de 35 à 40 degrés, à travers bois , et en s'aidant des pieds et des mains ; la grotte est un simple creux de rocher qu'un aigle aurait de la peine à accepter pour y asseoir son aire ; on y va, cependant, tant il y a de force dans la contagion de l'exemple !...... Quelques pas encore, et vous rencontreriez, au fond d'un vallon solitaire , la mystérieuse et modeste *Fontaine des amoureux* que bien peu connaissent. On ne peut y atteindre, il est vrai , qu'en longeant le bord de la rivière , et par des escarpements où la chèvre la plus téméraire oserait à peine poser son pied... Est-ce à cette difficulté d'accès que la source doit son nom ?... Je n'ose affir-

mer là où l'histoire, si peu discrète, a cru devoir se taire....
Plus haut, vous ne passeriez pas ; le Verdon ne coule qu'entre
rochers taillés à pic et à des profondeurs quelquefois incommen-
surables..... Revenons à de plus beaux chemins.

Entre Gréoulx et Vinon, et comme première station, se
présente naturellement la *Bastide-blanche* : c'est une construction copiée sur un modèle d'habitation indienne, dont vous
retrouverez le croquis dans un numéro de l'*Illustration*, sous
le nom facétieux de : *Une ferme en Provence !* A quelques pas de
là, s'élève, à mi-coteau, au milieu d'un épais massif de verdure, le *Château de Linau*, jolie maison de campagne remarquable par ses eaux et son point de vue, terme ordinaire des
promenades à ânes.

Plus loin *Cadarrache* élève ses tours et ses créneaux ; c'est
un vieux château féodal perché, comme un nid d'aigle, sur les
rochers qui surplombent la vallée de la Durance ; ce n'est pas
encore une ruine, tout semble y tenir par son propre poids.
Le *Château de Rousset*, dans une situation analogue, entre
Gréoulx et Manosque, jouit d'une aussi belle vue et son état
de conservation laisse peu à désirer.

Le premier village qu'on rencontre, sur la route de Digne,
est *Saint-Martin-de-Brôme*. Pourquoi ce nom chimique, direz
vous ?.... (1). La route est pittoresque et accidentée ; on y
remarque, en passant, le point de jonction du Collostre et du
Verdon, sur lequel s'avance une langue de rochers d'où l'œil peut
suivre au loin les nombreuses sinuosités des deux rivières.
C'est là que s'arrêtent, d'ordinaire, nos promeneurs à pieds, à
moins que désireux de jouir des mille péripéties de la caval-
cade à ânes, ils poussent jusqu'à Saint-Martin. Le village
s'annonce de loin par sa tour carrée, complétement isolée sur
un roc ; c'est une construction fort ancienne, d'une conser-

_____

(1) Bromes, en langue d'Oc, pâturages, du Grec βρομῆ, nourriture.

vation parfaite, malgré les nombreuses ouvertures pratiquées dans l'une de ses faces..... Elle protégeait, dit-on, un château des templiers, dont les ruines ont servi à bâtir le village : là où le temps n'avait point osé imprimer sa dent, l'homme incruste tous les jours la sienne, mille fois plus cruelle encore.... cette tour est aujourd'hui un *pigeonnier !* ô fata !

Plus loin, Allemagne, joli petit village, assis au fond d'une vallée à l'exemple de son château, fut autrefois célèbre, dans l'esprit des baigneurs, par un petit vin blanc dont la tradition seule est arrivée jusqu'à nous..... Hélas ! l'oïdium a passé par là, et Allemagne n'a plus à nous offrir qu'une fraîche fontaine, dont vous pourrez admirer l'ingénieux déguisement. On ne peut cependant passer à Allemagne sans demander à y voir ses deux châteaux, l'un en ruine, l'autre à peu près.

En continuant la route de Digne, vous arrivez bientôt à Riez, la plus ancienne ville de France, dit-on. Son grand âge lui fait prendre en pitié la curiosité de ceux qu'attirent ses ruines romaines. J'engagerai cependant beaucoup à aller visiter l'ancienne cité des Reiens, qui possède, à elle seule, plus de ruines que tout le reste du département.

Le pays qu'on parcourt, sans offrir à l'œil le grandiose et l'imposant aspect des régions franchement montagneuses, est encore assez accidenté pour justifier son titre de Basses-Alpes; il possède une physionomie qui lui est propre et qui plaît tout d'abord; on s'y sent à l'aise sous un ciel toujours riant et au contact de cette brise aromatisée qui descend de chaque coteau, que vous envoie chaque buisson. Parmi les sites les plus pittoresques, et le nombre en est grand, il en est quelques-uns que la nature semble avoir pris un soin tout particulier à dérober à nos regards, en les plaçant dans les vallées les plus solitaires ou au fond de véritables déserts ! Ce sont, cependant, les plus remarquables et peut-être tirent-ils de ces contrastes leurs plus beaux effets. Citons, en première ligne, *Moustiers* et *Fontaine-l'Evêque*, comme les deux merveilles de

notre nature Basse-Alpine ; mais ajoutons que la distance est
assez forte pour nécessiter le sacrifice d'une journée entière à
l'une ou l'autre de ces courses.

Le nom de Moustiers (*monasterium*, *monsterium*) indique
son origine : la variété des légendes, l'incertitude des historiens sur le compte de cette vieille cité , laissent le champ libre
à l'imagination... Une chaîne en fer reliant le sommet de deux
montagnes, vœu qui remonte aux Croisades ; un clocher qui,
depuis la même époque, s'agite et oscille au bruit de son bef-
froi ; une ville, presque tous les jours emportée par ses ruis-
seaux ; de nombreuses fabriques de poteries fines et de
faïence !... Voilà , certes, plus qu'il n'en faut pour pousser
vers Moustiers des cohortes de touristes qui pourront admirer
là tous les contrastes d'une nature à la fois horrible et grandiose...

La constitution géologique du sol se ressent, en effet , des
profonds bouleversements qu'il a subis... Bâtie sur un terrain
marneux et dans le voisinage des carrières d'argile qui alimen-
tent ses fabriques, la ville est dominée à plusieurs centaines de
mètres par d'énormes rochers taillés à pic et séparés entre eux
par des crevasses nombreuses. Cette immense muraille , que
l'on peut suivre jusque sur les bords du Verdon , est formée
d'un calcaire irrégulièrement stratifié (1) ; on y voit , sur plusieurs points, divers conglomérats réunis par un ciment argi-
leux dont la désagrégation lente et successive paraît avoir fortement contribué à donner au pays sa physionomie sauvage et
dévastée.

Fontaine l'Evêque est , après Moustiers, la course la plus intéressante à faire. La beauté du site , sa riche végétation , ses
beaux ombrages et les souvenirs historiques qui s'y rattachent
en font tout l'attrait. Sa source est magnifique ; quelques-uns
vont même jusqu'à la préférer à celle de Vaucluse... Elle n'at-

(1) Calcaire à dicèrates (scip. gras).

tend qu'un Pétrarque ! Comme dans toutes les eaux vives, les truites y sont excellentes, et si j'avais à formuler ici une opinion, je n'hésiterais pas à les proclamer au moins aussi bonnes que celles de Vaucluse... Là était, autrefois, un village très-important, disent les historiens : c'est le *Sorpius* des Latins, aujourd'hui *Sorps*. On y voyait encore, dans le XVIᵉ siècle, un grand nombre de *mécaniques* et d'*engins divers*, tels que *fabriques de papier*, *moulins à blé*, *tissages* et *fouloirs*, scies à eau, etc., etc. Il n'y a plus rien à voir de tout cela ; la population a déserté avec l'industrie... Mais on y trouvera toujours de belles eaux et de bonnes truites.

Voir Moustiers et Fontaine l'Evêque en une seule journée serait, je l'ai dit, chose assez difficile, et il y a réellement là matière à deux excursions. Si, toutefois, quelqu'un croyait ne pas devoir reculer, soit devant la fatigue, soit devant l'obligation de découcher, il serait, à coup sûr, largement dédommagé de ces inconvénients par la vue de la cascade qu'on rencontre en allant de Moustiers à Sorps. C'est encore là un de ces sites comme on n'en trouve, en France, que dans les Alpes ou les Pyrénées.

DISTANCE DE GRÉOULX

AUX LOCALITÉS CIRCONVOISINES.

A Vinon	7	kilomètres.
Cadarrache	14	»
Rousset	12	»
Manosque	19	»
Valensoles	12	»
Laval	2	»
Linau	4	»
Saint-Martin	5	»
Allemagne	11	»
Riez	20	»
Moustiers	32	»
Fontaine l'Evêque	33	»
Digne	64	»
Aix	51	»
Marseille	80	»

OUVRAGES

PUBLIÉS

Sur les Eaux de Gréoulx.

———

1. — *Discours sur les Bains de Gréoulx, en Provence;* la composition des minéraux qui sont en leur source, etc..... par Jacobus Fontanus, de St.-Maximin; Aix, 1619, in-12, chez Tolosan, libraire.

2. — *Hydrologie, ou Discours des Eaux,* contenant le moyen de connaître parfaitement les qualités des fontaines chaudes tant occultes que manifestes, et l'adresse d'en user avec méthode et particulièrement de celles de Gréaux, par Jean de Combe, D. M. Aix, 1645, in-12, chez Etienne David.

3. — .... *Au commencement du 18ᵐᵉ siècle,* par M. Bernard, D. M.

4. — *Traité sur les Eaux Minérales de Gréoulx,* en Provence, où l'on examine la nature des Eaux, leurs propriétés et la manière de s'en servir pour la guérison des maladies, par M. Esparron, D. M.; Aix, 17... in-12.

   2ᵉ Edition, revue, corrigée et augmentée, publiée par M. Gravier, prêtre et propriétaire des Bains, Aix, 1753, Vve. Jh. David et Esprit David, in-12.

5. — *Nouveau Traité des Eaux Minérales de Gréoulx,* en Provence, où l'on examine, etc..., par Darluc, D. M., Aix, 1777, in-18, chez André Adibert.

6. — *Traité des Eaux Minérales de Gréoulx,* en Provence, par M. Darluc, D. M, professeur de botanique à l'université d'Aix, etc., Aix, 1806, in-8°, chez François et Joseph Mouret.

7. — *Histoire Médicale et Chimique des Eaux de Gréoulx*, par L.-J.-M. Robert, D. M., 1807.

2ᵐᵉ Edition , avec des observations chimiques , recueillies en 1807 et 1808, par L.-J.-M. Robert, Méd. consultant de S. A. I. la princesse Pauline, etc., Marseille 1810, in-12, imprim. Simonin et Réquier.

8. — *Traité des Eaux minérales de Gréoulx*, par Darluc , augmenté de l'analyse chimique , par M. Laurens, pharmacien à Marseille ; nouvelle édition augmentée de plusieurs observations, par M. Doux, D. M., inpect. du gouvernᵗ, Paris. 1821 , in-18. imp. Boucher.

9. — *Topographie médicale des Eaux thermales sulfureuses de Gréoulx*, en Provence, par A. Dauvergne (de Valensoles), D. M. Paris, 1833, in-8°, imp. P. Dupont.

10. — *Eaux minérales sulfureuses thermales de Gréoulx* , Basses-Alpes. — 1ᵉʳ mémoire, *des rhumatismes et des névralgies*, par le D. Doux, Méd. insp. du gouveremᵗ ; Nîmes, 1847, in-8°, imp. Durand-Belle.

11. — *Notice sur les Eaux minérales de Gréoulx.* — Analyse chimique et exposé de leurs propriétés thérapeutiques par le D. Grange. Paris, 1852, in-8°, imp. Dubois et Vert.

12. — *Guide aux Eaux de Gréoulx* , Basses-Alpes, par le D. J.-B. Jaubert, Méd. insp. du gouvernᵗ, Marseille, 1857, in-18, typ. et lith. Barlatier-Feissat et Demonchy.

2ᵐᵉ édition. — Guide to the wathers of Gréoulx (Lover-Alps), by Dʳ J.-B. Jaubert , Marseilles 1858. Pinted by Barlatier-Feissat et Demonchy.

DIGNE-LES-BAINS.

L'Établissement de Digne, situé à 3 kilomètres de la ville de ce nom, appartient aux mêmes propriétaires que celui de Gréoulx, dont il est, par la nature de ses Eaux, une précieuse succursale. Sulfureuses et plus sensiblement salines que celles de Gréoulx, ces eaux, dont la température s'élève jusqu'à 45°, se divisent en quatre sources, dont l'une est tout-à-fait froide. Une étuve naturelle s'ouvrant dans les rochers qui dominent l'Etablissement Thermal, reçoit les vapeurs minérales à une température très-élevée ; elle est l'objet d'une juste admiration.

Digne reçoit, chaque année, un certain nombre de malades qui regrettent de ne pas y trouver un local en harmonie avec l'importance de la source. Cependant, les améliorations apportées par l'administration témoignent d'une sollicitude que les événements seuls n'ont pas permis d'appliquer complétement, mais qui trouvera, dans un avenir prochain, les moyens de faire pour cet établissement ce qu'elle a fait pour Gréoulx.

Plusieurs diligences arrivent à Digne, partant de Marseille, d'Aix, d'Avignon et de Castellane.

Le tarif des bains est le même que celui de Gréoulx.

Il y a un restaurant dans l'Etablissement à des prix très-modérés : table d'hôte et service à la carte.

Ouvrages à consulter sur les Eaux de Digne.

1° Les Bains de Digne en Provence , par S. Richard , D. M., Lyon, 1619, 1 vol. in-12.

2° Les Merveilles des Bains naturels et des Etuves naturelles de la ville de Digne , en Provence , par M. De Lautaret , D. M. Aix, 1620, 1 vol. in-12 de 350 pages.

3° Traité sur les Eaux Minérales de Digne. — Analyses des Eaux Minérales de Digne et observations médicales, par M. Ricavy, D. M. Aix et Digne, 1789 et 1790, in-8° et in-4°.

4° Analyse chimique des Eaux Minérales de Digne, par M. Laurens, pharmacien à Marseille , broch. in-8°. Marseille , 1812.

NOTE DE L'ADMINISTRATION.

Les bruits mal fondés, et quelquefois malveillants, que l'on se plaît à faire circuler sur le compte de l'établissement thermal de Gréoulx, bruits auxquels nous avons eu si souvent à répondre verbalement, font aujourd'hui un devoir à l'administration de mettre sous les yeux du public, comme réfutation, un aperçu de tous ses tarifs. Cette mesure, qui est notre seule arme de défense, permettra d'apprécier ce qu'il peut y avoir de fondé dans les reproches qu'on nous adresse au sujet d'une prétendue exagération des prix ; elle permettra, en outre, à chacun de limiter sa dépense, et de s'éclairer, d'avance, sur les frais d'un séjour aux eaux.

Ceux qui connaissent déjà l'Établissement pourront s'assurer que, malgré les réparations dont elles ont été l'objet, les chambres n'ont subi aucune augmentation de prix ; elles sont ainsi classées :

1°	Chambres, à un lit, au premier étage....	F. 3 »	par jour.
	Service et éclairage............	0 75	»
2°	Chambres au second étage............	2 50	»
	Service et éclairage	0 60	»
3°	Chambres au troisième étage............	2 »	»
	Service et éclairage............	0 50	»
4°	Chambres diverses dans les corridors latéraux, ou dans les Pavillons à........	1 50	»
	Service et éclairage............	0 40	»
5°	Autres Chambres à.	1 »	»
	Service et éclairage	0 30	»

Appartements de familles, fraîchement décorés, et meublés avec luxe, variant de 8 à 14 fr. par jour.

Appartements complets de 4 à 5 pièces avec cuisine de 15 à 30 fr. Le prix du service y est proportionné au nombre des pièces.

Un lit de supplément est taxé à 1 fr. ; l'adjonction de tel ou tel autre meuble se paye sur des bases proportionnelles et suivant un Tarif raisonnable.

Restaurant.

On trouve, dans l'Etablissement même, un restaurant à la carte ne laissant rien à désirer, dont les prix sont ceux de tous les hôtels.

Dîner à table d'hôte, à 5 heures du soir : 4 fr. par tête et 30 cent. de service.

En face de l'établissement est une succursale où l'on trouvera une table à 4 fr. par jour et 30 cent. de service, pour deux repas. Le but que se propose l'administration est d'offrir, dans ce restaurant, une *Cuisine de Ménage*, simple et soignée comme est en droit de l'exiger tout malade.

Une Cave admirablement garnie, peut offrir à MM. les amateurs les meilleurs choix parmi les meilleurs crus.

N'oublions pas, cependant, de faire remarquer qu'autour de l'Établissement existent encore divers hôtels et divers restaurants; des appartements nombreux et des maisons particulières où l'on peut trouver toutes les conditions désirables de tranquillité et d'isolement.... Nous insisterons sur ce fait pour que personne ne puisse se méprendre sur les intentions qui nous ont guidés, jusqu'à ce jour, dans toutes nos démarches; et, avant tout, pour bien faire savoir qu'il en est, à Gréoulx, comme partout ailleurs; que chacun est libre d'y vivre comme il l'entend; et que les dépenses, si elles y ont été exagérées, ne l'ont été que par le fait de la volonté du baigneur.

Cercle.

Le cercle, les salons, le café, tous les jeux, distractions et amusements dont dispose l'Établissement, ont été réunis en une seule main et font l'objet d'une *Administration spéciale*, qui se trouve ainsi chargée de l'organisation des fêtes, des bals et des concerts...
Cette installation, toute nouvelle, devant être exclusivement au profit des visiteurs, l'administration a cru devoir, pour se mettre à couvert d'une partie des frais, percevoir un *droit d'entrée* ainsi fixé :

F. 20 pour une seule personne.
» 30 pour deux personnes.
» 35 pour trois personnes.
» 40 pour quatre personnes et au-dessus.

Les enfants au dessous de 10 ans ne payent pas.
L'admission au Cercle ne se fait que sur présentation.

Au Café, le tarif des consommations est celui des principaux établissements de ce genre; il est inutile de dire que l'administration est intéressée à ce que les consommations soient toutes irréprochables.

Café...............	F. 0 25	Liqueurs surfines....	F. 0 60
Bière de Lyon......	0 85	Chartreuse blanche...	0 50
id. ordinaire....	0 60	id. jaune....	0 60
Bon Cognac........	0 25	id. verte....	0 75
Fil en 8··········	0 40	Bol de Punch au Rhum.	6 »
Fil en 10··········	0 50	id. au Kirsch.	8 »
Absinthe..........	0 40	Bol de Vin chaud......	6 »
Absinthe et Sirops ..	0 40	Glaces	0 75
Vermouth.........	0 40	1/2 Glaces..........	0 50
Vermouth et Bitter..	0 40	Café au lait, avec pain	
Punch (le verre)...	0 40	et beurre..........	1 »
Vin chaud (le verre).	0 40	Chocolat et pain.......	0 90
Liqueurs fines......	0 50		

Voitures.

Outre les divers services qui parcourent la ligne de Marseille à Digne, et pour donner plus de facilités aux voyageurs qui viennent à Gréoulx, une administration spéciale a été chargée d'un service direct et quotidien entre Aix et Gréoulx; ce service fonctionnera du 1er juin au 1er octobre.

Départ d'Aix, tous les jours à 2 h. 1/2, après l'arrivée du chemin de fer.

Départ de Gréoulx, tous les jours à 7 h. du matin pour arriver à Aix de manière à profiter du train de midi 10 minutes.

Le trajet d'Aix à Gréoulx se fera en 5 h. au plus.

Les places pourront être arrêtées à Aix, sur le Cours, au bureau du service spécial de l'Établissement thermal de Gréoulx.

Cette même administration aura, à Gréoulx, à la disposition du public des chevaux de selle et des ânes, des voitures particulières telles que: Omnibus, Calèches, Américaines, Chars, Coupés, etc. pour promenades ou pour voyage, à des prix modérés.

Le village offre, en outre, des chevaux, des ânes et des voitures.

On trouve à l'Établissement écuries, remises et pensions de chevaux.

Le soin que nous avons cru devoir mettre à diviser ainsi le travail et à donner toute cette responsabilité de détails à des administrations indépendantes, sont de nouvelles garanties pour le public qui, sans aucun doute, appréciera tous les avantages de ce complément d'organisation.

GRÉOULX, Décembre 1858.

C. MATHERON et Ce.

TABLE DES MATIÈRES.

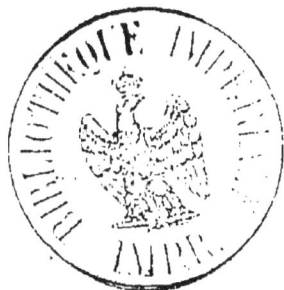

CARTE DES ENVIRONS DE GRÉOULX & DE DIGNE-LES-BAINS

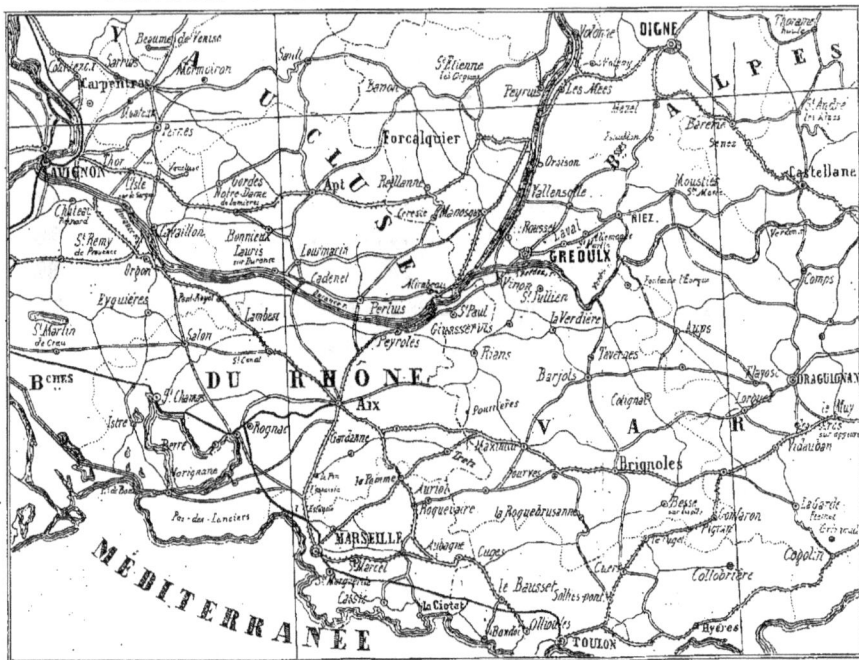

www.ingramcontent.com/pod-product-compliance
Lightning Source LLC
Chambersburg PA
CBHW070814210326
41520CB00011B/1953